EXAMEN DE L'EAU ARTESIENNE

DE ROCHEFORT

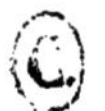

EXAMEN

DE

L'EAU ARTÉSIENNE

DE ROCHEFORT

PAR LE

Dr B. ROUX

PHARMACIEN EN CHEF DE LA MARINE
PROFESSEUR AUX ÉCOLES DE MÉDECINE NAVALE

ROCHEFORT
IMPRIMERIE CH. THÈZE ET Cie, 123, PLACE COLBERT

1874

EXAMEN DE L'EAU ARTÉSIENNE DE ROCHEFORT

PAR LE

Dr B. ROUX

Pharmacien en chef de la marine, Professeur aux Écoles de médecine navale

---

Historique. — L'insuffisance de l'eau destinée à l'alimentation des habitants de Rochefort a fixé depuis longtemps l'attention des administrateurs de cette ville. Dans un mémoire daté de 1648, un homme distingué, M. Bégon, avait fait ressortir l'influence des eaux du pays sur la santé publique. Trop radical peut-être, négligeant les effets de l'endémie palustre, M. Bégon disait : « La seule cause des maladies qui affligent les habitants de Rochefort vient des eaux, qui sont très mauvaises. La ville ne dispose que d'une seule fontaine, dont les canaux sont très mal faits, sujets à des réparations continuelles qui les rendent presque inutiles ; la population est donc réduite à se servir des eaux de puits, qui sont salées et infectées par les immondices de la ville. »

Sous le règne de Louis XIV, on entreprit des travaux pour amener de Tonnay-Charente, c'est-à-dire d'une distance de six kilomètres, les eaux fournies par quelques sources voisines de cette ville. Leur quantité devenant insuffisante, on eut recours à l'eau de source de Soubise, de Lupin et à celle de la Charente. Des gabares allaient s'approvisionner de l'eau du fleuve à Saint-Savinien, situé à plus de vingt kilomètres de Rochefort. Plus tard, l'ingénieur en chef de La Bretonnière et un médecin de la marine, Cochon-Duvivier, dont la mémoire est en vénération dans cette ville, insistèrent vivement sur la nécessité d'augmenter largement l'approvisionnement d'eau de Rochefort.

La pensée de ces hommes de bien a été comprise, et parmi les nombreux projets mis en avant pour combler cette regrettable lacune dans le 4e arrondissement maritime il faut citer l'intéressante idée d'un forage artésien. Déjà, en 1748, malgré la petite source découverte deux ans auparavant, à l'endroit où se trouve aujourd'hui l'angle nord-ouest du bassin du Commerce (1), on appelait un machiniste flamand, qui, se servant des procédés usités dans l'Artois, entreprit simultanément le forage de deux puits, l'un dans l'Arsenal, l'autre dans l'ancien Hôpital. Après dix mois de travail, on avait atteint 40 mètres de profondeur sans résultat; l'entreprise fut abandonnée. En 1831, nouvel essai, aussi infructueux, poursuivi pendant trois ans au milieu de la cour de l'Hôpital de la marine. La profondeur atteinte était de 100 mètres.

Malgré ces insuccès, le projet d'un forage ne fut pas abandonné. « Un puits artésien réussi, disait, dans sa *Statistique* de 1857, M. le directeur Maher, serait un immense bienfait pour le pays. » Son vœu a été exaucé, car un nouveau forage, entrepris de 1861 au mois de septembre 1866, en face des bains de l'Hôpital de la marine, a doté la ville de Rochefort d'une nappe d'eau jaillissante. Ce n'est pas de l'eau potable, c'est une eau minérale dans toute l'acception du mot, une eau chloro-sulfatée ferrugineuse, destinée à occuper une place distinguée dans l'hydrologie médicale.

L'apparition d'une eau minérale dans un hôpital-école, qui est un des plus beaux établissements de la marine, était une bonne fortune pour le port de Rochefort; aussi M. Maher disait-il à M. le ministre de la marine que MM. Laurent-Degousée, les ingénieurs distingués chargés du forage artésien, au lieu de trouver une mine de cuivre, avaient découvert une mine d'or.

Forage artésien. — Chacun connaît l'origine des nappes aquifères souterraines, ainsi que les procédés dont dispose la science artésienne pour les capter. On sait que le puits artésien n'est autre chose qu'un trou de sonde pratiqué à travers le sol jusqu'à la rencontre d'une nappe soumise à une pression telle que l'eau remonte à une certaine hauteur dans la voie qu'on lui a ouverte. Pendant longtemps on a cru que les premières recherches sur les puits artésiens avaient été entreprises dans l'ancienne province de l'Artois; de là le nom donné aux forages aquifères. Mais on sait aujourd'hui que l'emploi de la sonde pour la recherche des eaux jaillissantes a été pratiqué dans l'Orient à

(1) *Observations sur les eaux de Rochefort*, par le docteur B. Roux (*Archives de médecine navale*, octobre 1865).

des époques très reculées. On s'en est servi depuis en Allemagne pour atteindre les eaux salées dans le trias. L'usage de la sonde est répandu sur les groupes de terrains où le trias, les étages carbonifères et de transition sont pénétrés par des porphyres et des roches volcaniques qui sont les congénères des eaux minérales. Le forage artésien a été employé avec succès à Vichy, à la Bourboule et à la Maloue, pour capter les eaux destinées à la médication thermale.

Il est facile de comprendre l'origine des nappes aquifères en se rappelant que les eaux pluviales infiltrées rencontrent dans les profondeurs du sol, tantôt des roches imperméables dont elles suivent les sinuosités, espèces de gouttières qui les ramènent à la surface de la terre pour former des sources et des fontaines ; tantôt atteignent des couches de sable, de terre ou de pierres, s'enfoncent plus ou moins profondément jusqu'à ce que, parvenues entre des couches imperméables, elles se répandent à des distances et à des profondeurs souvent énormes pour constituer des nappes souterraines.

L'existence de vastes courants d'eau, véritables fleuves, qui se meuvent, soit dans les couches sédimentaires perméables, soit dans les fissures d'un terrain imperméable, est un fait connu de temps immémorial. Il suffit, pour fixer l'opinion à ce sujet, de citer ces puissants courants, véritables rivières souterraines, que l'on rencontre dans la France septentrionale ou dans la Belgique et qui rendent difficile, souvent dangereuse, l'exploitation des terrains houillers. Ces grandes nappes d'eau remontent à la surface du sol et prennent un niveau correspondant à leur point de départ primitif, quand on vient à les atteindre par un trou de sonde.

Parmi les opinions émises pour expliquer l'apparition des nappes artésiennes, la plus vraisemblable, généralement admise aujourd'hui, consiste à regarder le puits artésien comme la branche verticale d'un siphon, dont l'autre branche peut être faiblement inclinée et avoir son ouverture à des distances plus ou moins considérables. L'eau monte dans la branche artificielle, c'est-à-dire dans le trou de sonde, en raison de l'élévation de la branche naturelle. Si cette dernière est plus élevée que la surface sur laquelle on établit le puits artésien, l'eau jaillit par cet orifice au-dessus de la surface du sol ; sinon, elle lui reste inférieure. Supposons une nappe d'eau souterraine emprisonnée entre deux couches imperméables de glaise, de marne ; nous concevrons facilement qu'un trou de sonde pratiqué dans les vallées, à travers les terrains supérieurs, jusques et y compris la plus élevée des deux couches imperméables, deviendra la seconde branche d'un siphon renversé, et que l'eau s'élèvera dans le trou de sonde à la hauteur que la nappe liquide correspondante conserve sur les flancs de la colline où elle a pris naissance, si la force ascensionnelle qui résulte du retour de niveau n'est pas contrariée par les frottements contre les parois du tuyau et la résistance de l'air.

Une autre hypothèse attribue l'origine des fontaines jaillissantes à l'élasticité des couches minérales et à la pression que les parties supérieures exercent sur les couches inférieures. Les eaux infiltrées dans ces dernières tendent dès lors à s'élancer vers la surface du sol aussitôt qu'un coup de sonde vient à leur ouvrir un passage. Cette opinion ne me paraît pas sérieuse. Il est, en effet, difficile de concevoir comment l'action unique de la pesanteur suffirait pour engager les eaux dans des couches où elles seraient comprimées au point d'atteindre un niveau supérieur à celui de leur point de départ.

D'après ce que nous venons de dire, on comprend le puissant secours que les connaissances géologiques prêtent aux forages artésiens. Elles permettent, en effet, d'en supputer ou d'en prévoir les chances de réussite. Les eaux artésiennes circulent généralement dans un milieu perméable, entre deux couches imperméables. Cette donnée indique évidemment des conditions de composition. Or, l'on sait que les sables sont essentiellement perméables, tandis que les argiles sont imperméables. Les alternances d'argile et de sable seront donc les terrains les plus favorables aux recherches artésiennes. Les couches à roches cristallines, qui sont imperméables et souvent non stratifiées, seront placées à l'extrême limite ; bien plus, un sondage, commencé dans le granite ou le porphyre, n'offrira que des chances d'insuccès, à moins, ce qui est rare, qu'il ne rencontre quelque filet d'eau dans des fissures ou des couches recouvertes par un épanchement de roches plutoniques. Les terrains tertiaires sont les mieux constitués pour les forages artésiens. Ils sont, en effet, généralement disposés par bassins et souvent composés de couches perméables de sable dans les derniers termes de la série supercrétacée; aussi la plupart des terrains tertiaires importants possèdent-ils des puits artésiens. Les formations crétacées et oolithiques, quoique moins favorables que les précédentes pour les forages, présentent encore des conditions avantageuses. Les sources y sont plus rares, mais, en revanche, elles y sont plus abondantes ou plus riches. Les conditions deviennent moins favorables à l'exploitation à mesure que l'on descend l'échelle des terrains. Cependant, la zone du trias paraît encore propice à la recherche des eaux jaillissantes ; de ses flancs sortent la plupart des sources salées. C'est de cette formation que s'élance la nappe de Rochefort.

Nous ne connaissons aucun puits artésien dans les terrains houillers et de la Grawacke. Suivant M. Manès, ingénieur en chef des mines, auquel le département de la Charente-Inférieure est redevable d'un travail du plus haut intérêt sur la géologie de la contrée, la nature des roches paraît favorable à la réussite des forages artésiens. Les terrains, en effet, se composent de couches réglées, toutes généralement inclinées du nord-est au sud-ouest, et se superposent en retraite, en allant du nord au sud. Ces terrains présentent, en outre, une succession de roches oolithiques, crayeuses et tertiaires, munies chacune à leur base de bandes marneuses imperméables, surmontées de perméables. Il semble donc qu'en se dirigeant du nord au sud, on devrait rencontrer des sources jaillissantes à différents niveaux.

Si les essais tentés à la Rochelle et dans les calcaires crétacés de Rochefort n'ont pas réussi, il y a quelques années, c'est qu'il ne suffit pas de rencontrer des nappes aquifères alimentées par des colonnes d'eau plus ou moins élevées, mais il faut encore que les couches sur lesquelles elles s'appuient n'offrent pas d'affleurement au jour qui leur ouvre autant de déversoirs naturels. Or, les dislocations remarquées dans les calcaires qui les recouvrent ont probablement interrompu leur continuité ; d'autre part, affirme M. Manès, les couches inclinées qu'ont traversées les premiers sondages vont successivement présenter leurs tranches à la mer, et doivent écouler leurs eaux à peu de distance du littoral. Il résulte de ces faits que ce n'était qu'à de grandes profondeurs que la sonde pouvait saisir des eaux jaillissantes.

L'expérience a donné sa sanction à cette manière de voir. La nappe rencontrée passe sous le littoral, et ne s'ouvre dans l'Océan qu'à une distance probablement considérable et à des profondeurs peut-être énormes. Dans notre opinion, la pression puissante exercée sur ces points par la colonne d'eau de mer, dont la densité 1,026 à 1,027 est supérieure à celle de l'eau artésienne 1,0053, devient une des causes du jaillissement de cette eau minérale.

MM. Laurent-Degousée, dans un savant mémoire présenté, le 2 mars 1867, à la Société philomatique, ont fourni des observations remarquables sur les travaux qu'ils ont exécutés à Rochefort ; nous empruntons à leur mémoire les faits suivants :

D'après les indications recueillies sur les terrains par un forage de 104 mètres, exécuté de 1831 à 1834, dans la cour de l'Hôpital maritime, on espérait rencontrer de l'eau à la base des grès verts ou terrain cénomanien, sur lequel repose la ville, ou à la base du kymmeridgien. Cette espérance ne s'étant pas réalisée, les travaux de forage ont été poussés beaucoup plus profondément, et à la cote de 816m,30c, la sonde atteignait une nappe jaillissante dont le débit s'élevait à 150 litres par minute. Sa température était de 42°. L'eau ayant cessé de s'élever après trois jours d'écoulement, et probablement à la suite d'un éboulement, MM. Laurent-Degousée continuèrent les travaux. De 830 à 834 mètres, on rencontra une seconde nappe, ce qui n'empêcha pas d'aller au-delà, pour s'arrêter, le 20 septembre 1866, à 856m,78c.

Cette profondeur est la plus considérable atteinte jusqu'à ce jour dans la recherche des eaux artésiennes. Les puits de Grenelle et de Passy ne vont pas tout à fait à 700 mètres.

Peu de temps après son apparition, l'eau de Rochefort se perdait en s'exprimant à travers les sables crétacés, situés entre 20 mètres et 49m,33c. Le liquide s'épanchait en suivant l'espace annulaire qui existait entre les parois extérieures des tubes de retenue et celles du puits. Vers le mois d'octobre 1867, il fut décidé qu'on remplacerait la partie supérieure avariée des tubes de soutènement, sur 50 mètres de hauteur environ, par une colonne d'ascension étanche, en tôle de fer, allant du sol à 55 mètres seulement. Cette opération fut terminée le 20 juin 1868, et, à partir de cette époque, le débit s'est régulièrement établi.

Le forage de Rochefort, par les résultats obtenus, par l'étude des terrains traversés, par la profondeur acquise et la marche des travaux, présente des faits d'un grand intérêt au point de vue de l'industrie des sondages et de la géologie.

Le représentant de la maison Laurent-Degousée, l'habile ingénieur qui a dirigé avec autant de zèle que de persévérance les travaux du puits artésien, M. Dez, a recueilli des échantillons de tous les terrains traversés par la sonde. Il a eu la bonté de les mettre à notre disposition, et nous lui en témoignons ici notre vive gratitude. Il a également remis à l'École de médecine navale des spécimens appartenant à toutes les zones du sondage. Ces échantillons, disposés avec beaucoup de soin et de goût par M. le professeur Peyremol, ont été placés au muséum de l'Ecole.

M. Dez a dressé la coupe géologique du puits artésien. Nous devons une copie de ce beau travail à l'affectueuse obligeance de M. Courbebaisse, directeur des travaux hydrauliques. Cette coupe permet de reconnaître toute la série des couches oolithiques, liasiques et triasiques, dans une partie de la France où les accidents naturels et artificiels du sol manquent généralement pour leur étude, surtout en ce qui concerne le lias et le trias. Voici, d'après le travail de MM. Laurent-Degousée, la classification des terrains traversés par la sonde, classification faite par M. Guillebot de Nerville, ingénieur en chef des mines :

					Épaisseur.
					m. c.
Terrain crétacé inférieur — du sol à					49.33
Terrains oolithiques et jurassiques :					
			m. c.	m. c.	
Oolithe supérieure.	portlandien	de	49.33	à 93.58	44.25
	kymméridgien		93.58	201	104.42
Oolithe moyenne	corallien		201	232.60	31.60
	oxfordien		232.60	261.80	29.20
	kellovien		261.80	272.64	10.84
Grande oolithe et oolithe inférieure			272.61	362	89.36
Lias supérieur et lias moyen			362	628.32	266.32
Lias inférieur			628.32	717.65	89.33
Infralias			717.65	765.54	47.89
Terrains triasiques :					
			m. c.	m. c.	
Keuper et marnes irisées		de	765.54	à 807.10	41.56
Grés bigarré			807.10	852.33	45.23
Terrains indéterminés, terrains pénéens, terrains de transition!!					
			m. c.	m. c.	
Calcaire bitumineux dur		de	852.33	à 854.48	2.15
Grés très dur			854.48	856.78	2.30

Les travaux du puits artésien de Rochefort ont donné lieu à des observations intéressantes consignées dans le mémoire de MM. Laurent-Degousée.

Ainsi que nous l'avons dit, une nappe aquifère a été rencontrée dans les grès bigarrés à 816m,30c, au milieu des alternances de bancs d'argile et de plaquettes de grès. Le trépan était resté engagé à cette profondeur le 17 février 1866, et il n'avait pu être dégagé que le 26 février, à la suite de manœuvres très pénibles. En le remontant, on remarqua avec surprise que les tiges de fer de la sonde, même les plus voisines du jour, étaient très chaudes. Un échantillon de l'eau marquait plus de 30° au thermomètre, et le niveau, qui était à $15^m,35$ le 17, s'était élevé à $14^m,60$. Ces faits donnaient l'assurance que l'on avait rencontré une nappe aquifère. A partir du 27 février, le doute n'était plus permis. La température de l'eau s'élevait de plus en plus, son niveau montait rapidement, et enfin la soupape, descendue à diverses reprises, permit de reconnaître que le fond du puits ne contenait plus de roches broyées par le trépan, ce qui annonçait qu'un courant ascendant soulevait les molécules pierreuses et les entraînait avec lui. Le 7 mars 1866, à $7^h,45$ du soir, l'eau apparut à la tête du tube de retenue, c'est-à-dire à $16^m,57$ au-dessus du niveau moyen de la mer. Ce liquide, dont la température était à 41°, se déversa d'abord pendant trois minutes, puis le niveau baissa à $0^m,06$, et, après quinze minutes d'arrêt, l'écoulement reparut. Le débit, qui était d'abord de 75 centilitres par seconde, atteignit 2 litres 50 centilitres le 9 mars. Dans la nuit du 9 au 10, il commença à diminuer rapidement, et finit par s'arrêter d'une manière complète le 10, à deux heures du soir. Le niveau de l'eau s'abaissa ensuite d'une manière rapide, et le 12, à six heures du soir, il était à $7^m,50$ en contre-bas du sol.

Le 8 avril 1866, une expérience fut faite dans le but de reconnaître la puissance d'absorption, et par suite le débit approximatif de la nappe aquifère. M. Angiboust, ingénieur des travaux hydrauliques, fit verser dans le puits de l'eau de rivière avec un débit de 3 litres par seconde, pendant la première partie de l'expérience, et de 6 litres 30 centilitres pendant la seconde partie. Au bout de trois heures, il avait été versé environ 30 tonneaux d'eau. Le niveau s'abaissa d'abord et reprit la cote qu'il avait en commençant; mais, le 9 avril, il se releva, et à neuf heures du soir, il arrivait au sommet du tube. Le jaillissement recommença pour s'arrêter le 10, à neuf heures du matin, après un écoulement de 7 à 8 tonneaux; seulement, l'eau épanchée n'était autre chose, d'après nos analyses, que celle ajoutée le 8 avril, car elle marquait 18° hydrotimétriques et contenait $0^g,059$ de chlorure de sodium, composition de l'eau de la Charente à cette époque.

L'expérience fut recommencée le 22 avril 1866; on introduisit alors 68 à 69 tonneaux d'eau de rivière. Le niveau, qui était à $7^m,80$ en commençant, s'éleva à $6^m,55$, puis à $2^m,20$; il s'abaissa ensuite pendant la descente du trépan. Le 30 avril, on fit fonctionner à 52 mètres du sol, un piston Letestu dans la colonne de retenue en tôle qui fit l'office de corps de pompe : le débit s'établit, au chiffre de 5 litres par seconde, pendant les six heures et demie de l'expérience. Sur 115 mètres cubes d'eau épuisée, les 36 premiers étaient un mélange d'eau de rivière, versée le 22 avril, et d'eau artésienne. La température du liquide écoulé s'élevait à 42° en commençant et à 43°,10 en terminant. Le 4 mai 1866, le jaillissement reparut quand le trépan eut atteint la profondeur de 834 mètres. D'abord faible, le débit atteignit, le 7, 100 litres par minute, puis il diminua, s'arrêta pour recommencer ensuite. Le 22 mai, on fit une nouvelle expérience de pompage avec le piston Letestu, descendu à 20 mètres du sol. MM. Laurent-Degousée, Angiboust et Dez constatèrent alors ce fait remarquable, que le débit effectif, c'est-à-dire le produit total du pompage, dépassait le débit théorique, c'est-à-dire le volume du cylindre engendré par le piston, multiplié par le nombre de coups de piston à la minute. Il y avait donc évidemment un jaillissement naturel qui s'ajoutait à l'épuisement opéré par le piston Letestu.

Dans cette dernière expérience, on enleva 64 tonneaux ou mètres cubes d'eau en deux heures et demie. La température était de 40° en commençant et de 44° pendant les trois derniers quarts d'heure.

Du 22 mai au 1er août, le niveau oscilla de 8m,60, 6m,60 à 11m,35 pendant le travail du forage.

Le 1er août 1866, à la suite d'une manœuvre qui avait ébranlé la colonne de retenue, le niveau s'éleva subitement de 11m,35 en contre-bas du sol, atteignit le sommet du tube, et le débit eut lieu pendant trente-six heures, en raison de 2 litres par seconde, température de 43°. Après une nouvelle baisse de 10m,10, l'eau se maintint, durant les mois d'août et de septembre, entre 11 mètres et 11m,90, sans perdre de sa chaleur.

Tous ces faits démontraient clairement que les nappes rencontrées à 816m,30 et 834 mètres n'avaient perdu ni leur puissance de débit, ni leur force d'ascension, et qu'elles s'échappaient au milieu des sables appartenant aux terrains crétacés, entre 20 mètres et 49m,33.

Cette manière de voir décida MM. les ingénieurs, ainsi que je l'ai dit plus haut, à établir, au mois d'octobre 1867, une colonne d'ascension en tôle de fer, allant du sol à 55 mètres. L'opération fut terminée le 20 juin 1868. Depuis cette époque, l'écoulement de l'eau n'a plus discontinué.

Les travaux de forage ont été entrepris à la suite de marchés successifs de gré à gré, comprenant deux séries de 200 mètres chacune, c'est-à-dire du sol à 400 mètres, et de cinq séries de 100 mètres chacune, de 400 à 900 mètres.

MM. Laurent-Degousée s'étaient engagés, à leurs risques et périls, à atteindre la profondeur indiquée par chaque marché, en fournissant le matériel tout entier, machine à vapeur et outillage de sonde. Ils devaient en outre dresser, pour être remise à l'administration, une coupe géologique des terrains traversés par leurs outils.

Ces messieurs ont eu à vaincre de sérieuses difficultés, surtout à partir de 700 mètres. Le poids énorme de la sonde à manœuvrer, la rencontre des terrains éboulants surtout, leur ont occasionné de graves accidents, d'une réparation pénible, longue et coûteuse. MM. Laurent-Degousée disent, dans leur mémoire, que, le 9 juillet 1865, le trépan fut subitement enseveli à 762 mètres sous 3 mètres de sables argileux, compactes. Il fallut, pour le dégager, un travail opiniâtre, difficile, de plus de trois mois, et le forage ne put être repris que le 6 novembre 1865. MM. Laurent-Degousée ont pu, à l'aide d'outils spéciaux et admirablement appropriés, découper à diverses profondeurs, à 700 mètres, par exemple, des échantillons de roches traversées de manière à les remonter au jour en cylindres de $0^m,80$ de hauteur et $0^m,20$ de diamètre. Ces spécimens renferment des fossiles dont l'étude à servi au diagnostic des terrains perforés. C'est ainsi que, dans les lias supérieur et moyen, on a extrait des *belemnites sulcatus* et *pavillosus*, des fragments d'ammonites. Les calcaires du lias inférieur ont montré des échantillons d'*ammonites oalensis*.

Nous avons remarqué un fait intéressant pendant le forage ; il est relatif à l'aimantation de la sonde. Ses tiges, désarticulées après le travail, constituaient autant d'aimants partiels, ayant chacune son pôle boréal et son pôle austral. Une lame de couteau, frottée sur une de leurs extrémités, prenait du fluide magnétique et devenait, après quelques frictions, susceptible d'attirer non-seulement de la limaille de fer, mais encore des pointes de Paris, de plus de 3 centimètres de long.

Le premier traité passé avec la maison Laurent-Degousée n'exigeait, pour le forage, qu'un diamètre de $0^m,10$. Mais, pour ne pas compromettre l'avenir du travail par une réduction trop prompte de ce diamètre, MM. les ingénieurs Laurent-Degousée ont commencé le forage à $0^m,35$ de diamètre, et à 730 mètres l'ouverture était encore de 0m,25, malgré deux tubages déjà posés.

Trois colonnes de tubes en tôle ont été descendues pour maintenir les terrains éboulants. La première, de 0m,310 millimètres de diamètre intérieur, descend du sol à 49m,33 ; la deuxième, de 0m,260 millimètres, va de 49m,33 à 188m,66 ; la troisième, de 0m,210 millimètres, plonge de 188m,66 à 739m,26. La partie descendant de 759m,66 à 856 a été forée sans tubage de garantie, malgré la chute d'éboulements qui parfois ont arrêté complétement la marche des outils.

Ainsi que le disent MM. Laurent-Degousée dans le mémoire intéressant auquel j'ai emprunté les détails qui précédent, relatifs au forage artésien, les travaux ont été exécutés tout entiers, sous leur direction supérieure, par M. Dez, qui a fait preuve d'une remarquable habileté dans les recherches qui font le plus grand honneur à la maison Laurent-Degousée.

Nature des terrains traversés par la sonde. — L'étude des terrains traversés par le forage artésien de Rochefort présente un intérêt considérable. Les premiers travaux ont été entrepris dans la zone inférieure des couches crétacées. La formation crétacée comprend cette succession d'étages qui occupe l'intervalle existant entre les terrains portlandiens, derniers dépôts jurassiques, et l'étage nummulitique ou suessonien, premier membre des terrains tertiaires. Cette zone crétacée est parfaitement caractérisée par ses horizons stratigraphiques et paléontologiques. Les faunes qu'elle présente sont remarquables. Il existe, en effet, dans les couches crétacées, plus de cinq mille espèces d'animaux entièrement différentes des périodes antérieure et postérieure, et servant de caractéristiques à ces terrains.

Le nombre des formations crétacées se divise, d'après quelques auteurs, en sept zones superposées, formant dans l'ensemble des couches crétacées, autant de faunes chronologiques ou d'époques qui se sont succédé régulièrement les unes aux autres.

La présence, durant toute la période crétacée, des mêmes genres et des mêmes espèces d'animaux, depuis la zone torride jusqu'au 56e degré de latitude, des deux côtés du monde, annonce sur ces différents points, aujourd'hui si disparates, une température uniforme tenant évidemment à la chaleur centrale de la terre qui neutralisait encore les lignes isothermes actuelles. A sept reprises, d'après les géologues, les perturbations du sol ont interrompu l'animation des continents et des mers ; mais, après chacune de ces grandes catastrophes de la nature, le calme est revenu et, de nouveau, la puissance créatrice a repeuplé la terre de ses animaux et de sa flore, composés d'espèces distinctes de celles de l'époque antérieure.

Dans l'opinion de M. Manès, le terrain crétacé se composerait de trois étages distincts : le premier, l'inférieur, comprendrait le grès vert et le calcaire à ichthyosarcolites; le deuxième, moyen, renfermerait les marnes à ostracés et les calcaires à rudistes ; le troisième, supérieur, serait formé des calcaires à *exogyra auricularis* de la craie marneuse ou tufau proprement dit, et de la craie jaune à *ostrea vesicularis*.

Le terrain crétacé, qui surplombe la zone jurassique, occupe dans la Charente-Inférieure une bande de 40 kilomètres de largeur, qui s'étend des bords de la mer à la limite orientale, d'où elle se prolonge dans la Charente. Dans le sens perpendiculaire, elle s'arrête aux terrains tertiaires des environs de Mirambeau à Montguyon. Cette bande occupe aujourd'hui le tiers environ de la superficie du département.

C'est sur la partie inférieure du terrain crétacé que repose la terre végétale de Rochefort. Dans un grand nombre de points des environs de cette ville, une argile marine, désignée sous le nom de bri, recouvre le sol Cette argile bleue ou d'un gris brunâtre, et dont l'épaisseur varie, s'étend sur la plupart de nos prairies. L'analyse que nous en avons faite a donné les résultats suivants :

Eau et matières organiques, contenant 0gr,117milligr. d'azote	3,03
Oxyde de fer	4,77
Silice	54,33
Alumine	22,00
Carbonate de chaux	12,58
Sulfate de chaux	1,32
Phosphate de chaux	0,30
Chlorure de sodium	0,53
Sel de magnésie et perte	0,24
	100,00

Argile bleue ou bri. — Cette argile, répandue aux environs de Rochefort, Marennes, la Tremblade, la Rochelle, Marans, délayée dans l'eau, fournit un liquide renfermant des proportions très appréciables de sel marin. Du bri, recueilli autour du bassin à flot de Rochefort, traité par l'eau, a donné une liqueur exhalant par la concentration une odeur désagréable qui rappelait celle de la saumure. Cette argile est souvent mêlée à des coquilles marines du genre *litraria* (*litraria compressa*). L'inspection microscopique permet d'y reconnaître plusieurs infusoires des genres *surirella*, *tryblionella*, *homœcladia*, *nitschia*. Riche en matières organiques azotées, chargée de principes salins, l'argile des environs de Rochefort assure aux prairies une fécondité invariable. Elles se recouvrent au printemps d'une plantureuse végétation, et les fourrages qu'elles fournissent, distingués et recherchés par les bestiaux, sont estimés dans la Saintonge. Les matières organiques contenues en quantité considérable dans cette argile me paraissent prendre une part active à la formation des miasmes paludéens du pays. Ces vastes dépôts se fendillent, se crevassent pendant les grandes chaleurs des époques caniculaires, et par d'innombrables fissures s'exhalent les effluves des marais. Le déplacement de ces boues saturées de principes organiques azotés, leur exposition au grand soleil, ont déterminé à Rochefort, lors de la construction du bassin à flot, une fâcheuse recrudescence des fièvres du pays. Les courants d'air qui rasaient les vases amoncelées au nord du bassin répandaient une odeur infecte, et propageaient au loin les germes de l'infection paludéenne.

Argile jaune de 0m,90 *à* 3 *mètres de profondeur.* — Au-dessous du bri, se présente une argile jaune disposée dans la cour de l'hôpital de la marine immédiatement après la terre végétale. Elle offre, dans la coupe du forage artésien, une épaisseur de 2m,10. Cette argile ferrugineuse n'est pas aussi riche en azote que le bri. Son analyse m'a fourni les résultats suivants :

Eau combinée et matières organiques contenant 0gr,0212 d'azote	2,18
Oxyde de fer	6,62
Silice	72,90
Alumine	15,00
Carbonate de chaux	2,79
Sulfate de chaux	0,29
Chlorure de sodium	0,02
Phosphate de chaux	traces.
Carbonate de magnésie	0,15
Perte	0,05
	100,00

Grès vert. — Le terrain qui s'étend sous le sol de Rochefort, de 0m,90 à 49m,33, appartient à la zone du grès vert, d'après la coupe géologique du puits artésien. C'est l'étage néocomien de M. d'Orbigny. Il couvre, en France, une immense surface dans les bassins anglo-parisien et méditerranéen. Cet étage s'observe non-seulement en Europe, mais en Amérique, où il s'étend au sud de la zone torride jusqu'à 34°, et au nord jusqu'à 55° de latitude. En France, les couches les plus puissantes s'observent dans la chaîne des Alpines, entre Marseille et Cassis. De Cujes au Beausset, les assises néocomiennes, inclinées de 23° à l'horizon, sur une longueur de plus de 8 kilomètres, donnent 2,500 mètres d'épaisseur à cette zone.

Les couches du grès vert présentent, dans la Charente-Inférieure, deux positions bien différentes, d'après M. Manès. Les unes, placées dans leur situation normale, apparaissent à la partie septentrionale du terrain crétacé faisant suite aux couches jurassiques; elles commencent à se montrer à l'île d'Aix, forment la pointe de Fouras et la zone qui s'étend du Breuil à Rochefort. Elles sont très développées vers Lupin, Candé, Champdolent, et constituent une bande étroite qui se termine à la limite de la Charente. Les autres, placées dans une situation anormale, apparaissent au centre du terrain crétacé et au milieu des roches moins anciennes qui s'appuient sur elles. On les suit à partir de l'île Madame, passant à Saint-Agnant et à Marennes. On les retrouve depuis Saint-Symphorien jusqu'à Gémozac.

Les diverses roches composant l'étage néocomien, dans la Charente-Inférieure, sont divisées par M. Manès en deux groupes distincts : l'inférieur, formé d'argiles, de sables et de grès ; le supérieur, composé des calcaires à caprinelles ou ichthyosarcolites.

L'étage supérieur du grès vert, représenté par les couches de la pointe de Fouras, est très développé aux environs de Rochefort, de Charente, entre Bords et Saint-Savinien. Sa puissance, dans quelques localités, est de 15 à 20 mètres. Dans le forage artésien, le calcaire a été traversé de $17^m,18$ à $23^m,97$. Il offre deux couches séparées par un banc de sable jaune d'une épaisseur de $0^m,90$. La première mesure $1^m,56$; la seconde, $4^m,33$. Le groupe des calcaires à caprinelles se compose de roches dont la texture et la dureté présentent de grandes variations. On y rencontre un grand nombre de fossiles, et notamment des caprinelles ou ichthyosarcolites qui atteignent jusqu'à 40 centimètres de diamètre (bassin à flot de Rochefort, environs de Charente). Les fossiles caractéristiques sont, avec la *caprinella triangularis*, le *spherulites foliacea* et plusieurs nérinées. Nous avons rencontré dans un terrain, aux environs du Breuil, une nérinée mesurant plus de 20 centimètres de long. Il contenait, de plus, des bancs de 30 à 40 centimètres d'épaisseur, pétris d'*orbitalina plana*.

Le groupe inférieur du grès vert offre à l'observateur, en allant de haut en bas : 1° les grès verts ; 2° les grès ferrugineux ; 3° les argiles.

1° Les grès verts proprement dits forment la partie supérieure du groupe. Ce sont des masses friables, à grains arrondis de quartz incolore et de grains verts de silicate de protoxyde de fer parsemés de lamelles de mica ou de grès plus ou moins cohérents, formés par les mêmes produits réunis à l'aide d'un ciment calcaire spathique. Très développées au Chapus, aux environs du Breuil et de Lussant, ces couches contiennent beaucoup de fossiles, tels que des polypiers, des gryphées, térébratules, arches, orbitolites.

2° Les grès ferrugineux, sables ferrugineux, s'étendent au-dessus des argiles. Ils sont composés de grès jaunâtres ou rougeâtres, friables ou cohérents, formés de grains siliceux peu adhérents ou agglutinés par un ciment ferrugineux, et dans lesquels on trouve, sur quelques points, des veines ferrugineuses ou des amas de fer hydraté. Ces sables et grès ferrugineux sont pauvres en fossiles. On a signalé les *exogyra columba* et *minor*.

3° La troisième zone du grès vert est représentée par des argiles souvent massives, plastiques et grisâtres, comme à l'île d'Aix, Fouras ; panachées de rouge, de jaune et de blanc ; d'autres fois schisteuses, bleuâtres et micacées.

Dans le puits artésien commencé en 1831, la puissance totale des argiles pyriteuses et lignitifères était de 16 mètres. Dans le puits actuel, on observe, en se dirigeant de haut en bas, des couches d'argiles et de sables diversement colorés. L'épaisseur de ces bancs, qui s'étendent des terrains de remblai et de la terre végétale jusqu'à la première couche des calcaires, est de 16m,28. Au-dessus du second banc de calcaires, c'est-à-dire de 23m,97 à 49m,33, on rencontre des sables argileux et des argiles noirâtres. De 30m,25 à 49m,33, on trouve des sables argileux et des argiles noirâtres. Dans les couches qui plongent de 30m,25 à 49m,33, les argiles et les sables renferment des rognons ou amandes de sulfure de fer. L'argile noirâtre que la sonde a traversée de 47m,05 à 49m,33 est mêlée non-seulement à des pyrites, mais encore à des fragments de lignite.

A l'île d'Aix, les argiles du grès vert offrent, au milieu de leurs bancs, une couche de lignite d'environ 2m,55 d'épaisseur, composée de troncs d'arbre, de tiges et de rameaux en partie pétrifiés, en partie bitumineux, ou carbonisés et fragiles, quelquefois passés à l'état de jayet. Les troncs de ces arbres, appartenant aux dicotylédones, sont tantôt couchés horizontalement, tantôt accumulés sans ordre ; ils sont percés par une multitude de tarets dont les galeries sont occupées par des infiltrations quartzeuses. Ils sont pénétrés de sulfure de fer en nodules ou en cristaux. A ces troncs d'arbres sont mêlés des fragments de succin de grosseur variable, bruns, jaunes, orangés. On trouve, au milieu de cette forêt fossile, des débris de fucacées, des spatangus, et un grand nombre de mollusques appartenant aux genres *spherulites*, *caprina*, *pecten*, *nautilus*, *gryphœa*. Les argiles du grès vert renferment encore, avec du fer sulfuré, du gypse cristallisé et du calcaire concrétionné en petits nodules.

Sable vert de 10^{m},50 *à* 12 *mètres de profondeur.* — Dans la zone du grès vert traversée par la sonde artésienne, nous avons analysé le sable verdâtre rencontré de 10^{m},50 à 12 mètres de profondeur. Ce sable, d'un vert clair, en poudre grossière ou en fragments plus ou moins volumineux, possède une faible cohérence. L'œil distingue facilement, au milieu de ses grains, de fines lamelles de mica d'un blanc argenté. Vu au microscope, il présente des fragments anguleux de silice parfaitement transparents, mêlés à des molécules de même nature colorées, en jaune verdâtre. Ce produit ne fait pas d'effervescence bien appréciable avec l'acide chlorydrique. Sa densité s'élève à 2,4040. L'analyse lui assigne la composition suivante :

Silice.	87.75
Eau hygrométrique et matières organiques. . .	3.50
Alumine.	1.62
Fer à l'état de sesquioxyde (Fe^2O^3).	0.66
Fer à l'état de protoxyde (FeO).	2.50
Carbonate de magnésie	0.75
Carbonate de chaux.	0.78
Sulfate de chaux.	0.42
Perte.	0.02
	100.00

Calcaire siliceux de 19^{m},64 *à* 23^{m},97 *de profondeur.* — Le calcaire atteint par la sonde, de 17^{m},18 à 18^{m},74 et de 19^{m},64 à 23^{m},97, appartient à la zone des calcaires à caprinelles. Il est d'un blanc jaunâtre, d'une texture non uniforme. Compacte sur quelques points, carié sur d'autres, présentant çà et là des reflets brillants ; d'une densité égale à 2,5885, il est attaqué par l'acide chlorhydrique, qui décompose le carbonate de chaux et isole de la silice. Sa composition, d'après nos analyses, est la suivante :

Eau hygrométrique	1.25
Eau combinée et matières organiques	3.54
Carbonate de chaux	64.15
Silice	27.50
Alumine	traces.
Sulfate de chaux	0.71
Carbonate de magnésie	0.94
Sesquioxide de fer (Fe^2O^3)	1.88
Perte	0.03
	100.00

Sulfure de fer recueilli de 35m,55 à 49m,33. — Notre attention s'est également portée sur les pyrites recueillies de 35m,55 à 49m,33. Elles sont associées à des argiles noirâtres, compactes ou feuilletées, mêlées à du sable ou à des débris de matières organiques. Elles ont la forme de concrétions aplaties ou de rognons plus ou moins arrondis, d'un volume souvent considérable. Les unes s'altèrent et se fendillent au contact de l'air, en se transformant peu à peu en sulfate ferreux et sulfate ferrosoferrique ; d'autres présentent une dureté particulière. Leur cassure est inégale et granulaire. Une de ces pyrites, dont la densité atteignait 4,256, a été soumise à l'analyse ; en voici les résultats :

Soufre	48.97
Fer	41.78
Sable et argile	9.25
	100.00

Ce sulfure de fer, très répandu dans les terrains de Rochefort, pourrait être employé avec succès à la préparation du sulfate de fer et à l'extraction du soufre.

Terrains jurassiques. — La zone des terrains jurassiques, entamée par la sonde, présente une puissance énorme. D'après les indications de la coupe géologique, cet étage s'étend sous le sol de Rochefort, de 49m,33 à 765m,54. C'est le groupe oolithique de MM. Rozet, Huot, d'Omallius d'Halloy ; une partie des terrains secondaires de Werner. Les couches jurassiques s'observent à nu, non-seulement dans le Jura, mais encore sur le versant occidental des Vosges et du plateau central de la France. Elles comprennent tous les étages, depuis et y compris les grès inférieurs du lias et le lias inférieur (étage sinémurien) jusques et au-dessus de l'étage portlandien. Quelques géologues divisent les terrains jurassiques, en commençant par les couches inférieures, en étages sinémurien, liasien, toarcien, bajocien, bathonien, callovien, oxfordien, corallien, kymmeridgien et portlandien. Au dire de M. d'Orbigny, ces étages, tels que les donnent la superposition rigoureuse et la limite des faunes qu'ils renferment, sont aussi tranchés dans les terrains jurassiques que le sont les zones ou formations siluriennes, devoniennes et carbonifériennes dans les terrains paléozoïques. A chacune des époques jurassiques existaient des continents et des mers.

Un grand nombre d'animaux des terrains précédents manquent dans les couches jurassiques et restent ensevelis pour toujours dans les terrains plus anciens. Beaucoup d'autres, au contraire, viennent les remplacer, tels que plusieurs ordres d'insectes, de crustacés, de mollusques, de crinoïdes et de foraminifères. Plus de deux cent quatre-vingt-douze genres d'animaux inconnus dans les âges précédents naissent pendant la période jurassique. La présence, durant cette période, des mêmes genres et des mêmes espèces d'animaux, depuis la zone torride jusqu'au cercle polaire, prouve que la température était uniforme sur le globe, par suite de la chaleur centrale, et qu'aucune ligne isotherme n'existait encore sur la terre.

A dix reprises différentes, des perturbations géologiques sont venues interrompre l'animation de la terre et des mers et détruire presque tous les êtres. Après chacune de ces grandes catastrophes, le calme est revenu de nouveau; la terre a été repeuplée de ses plantes et de ses animaux. A chaque fois, si les genres sont en partie restés les mêmes, les espèces ont entièrement changé.

Terrain portlandien. — Dans le forage du puits artésien de l'Hôpital, l'étage portlandien, première zone des terrains jurassiques, s'étend de $49^m,33$ à $93^m,58$. Il est représenté par des calcaires siliceux ou marneux et des lits de marne compacte ou argileuse. Le terrain qui nous occupe est formé de grès quartzeux aux environs de Boulogne-sur-mer, de Vassy (Haute-Marne), et par des calcaires blancs, compactes, souvent caverneux, dans les bassins anglo-parisien, pyrénéen et méditerranéen.

Le groupe portlandien forme, dans la Charente-Inférieure, entre

Saint-Jean-d'Angély et Siecq, une bande continue qui s'étend de la limite sud du terrain kymmeridgien jusqu'à celle nord du grès vert, et qui, ayant à la hauteur de Siecq une largeur de 15 kilomètres, va finir en pointe vers Bignay et les Nouillers. Là, il disparaît sous les roches du grès vert qui s'étendent de Saint-Savinien à Rochefort et à Fouras, pour ne plus se rencontrer qu'aux environs de Moëze et dans la partie septentrionale de l'île d'Oleron, par suite d'une faille qui l'a relevé et l'a fait surgir du milieu des couches crétacées qu'il a brisées et rejetées à droite et à gauche.

La puissance de ces couches varie beaucoup. Entre Bignay et Saint-Savinien (Charente-Inférieure), elle est de 50 à 60 mètres. Parmi les fossiles les plus communs et les plus caractéristiques du terrain portlandien, on peut citer l'*ammonites giganteus, natica elegans, trigonia gibbosa*. Les échantillons du puits artésien que nous avons analysés sont : 1° un calcaire grisâtre siliceux, très dur, de 5^{m},48 d'épaisseur, s'étendant de 49^{m},33 à 54^{m},81 ; 2° un calcaire marneux, alternant avec des lits de marne compacte, rencontré par la sonde de 58^{m},24 à 86^{m},91.

Calcaire siliceux de 49^{m},33 *à* 54^{m},81 *de profondeur.* — Le calcaire siliceux est jaspé de gris et de blanc. Il fait effervescence avec les acides, présente au microscope de nombreuses granulations amorphes, mêlées à des fragments irréguliers et transparents de silice. Sa densité ne dépasse pas 2,4538. Ce calcaire, non desséché à 100°, présente la composition suivante :

Eau et matières organiques	9.02
Silice	28.95
Alumine	traces.
Oxyde de fer	3.47
Carbonate de chaux	54.82
Carbonate de magnésie	2.64
Sulfate de chaux	1.10
	100.00

Calcaire marneux de 58^{m},24 *à* 86^{m},95 *de profondeur.* — Le calcaire marneux atteint par la sonde, de 58^{m},24 à 86^{m},95, est d'un blanc grisâtre, uniforme, compacte, happant la langue d'une densité égale à 2,4483, attaqué avec effervescence par les acides, rayé facilement par une lame d'acier. L'analyse permet d'y constater les principes suivants :

Eau et matières organiques	4.57
Silice.	3.60
Alumine.	2.68
Oxyde de fer	0.56
Carbonate de chaux.	85.12
Sulfate de chaux.	1.61
Carbonate de magnésie.	1.76
Perte.	0.10
	100.00

Terrain kymmeridgien. — Au-dessous des couches portlandiennes, la sonde a rencontré, dans l'oolithe supérieure, la formation kymmeridgienne ; ce terrain s'étend sous le sol de Rochefort, de 93m,58 à 201 mètres. Il appartient à l'étage supérieur du système oolithique de MM. Dufrenoy et Elie de Beaumont, au calcaire à gryphées virgules de M. Thirria. On le rencontre à la surface du sol, dans diverses localités, à Tonnerre, au Havre, sur la route du Breuil à Loire (environs de Rochefort), au Rocher, à Chatelaillon. Dans cette dernière localité, la formation se compose de lames de calcaire argileux jaunâtre ou bleuâtre, avec fossiles ; d'argiles jaunes contenant des spécimens nombreux d'*ammonites cymodoce*, et d'argiles bleuâtres presque sans fossiles. Au Rocher, les couches argileuses sont mêlées à un grand nombre d'*ostrea virgula*. A Chatelaillon, des couches, formées de calcaires marneux et d'argiles, présentent une quantité incroyable de coquilles lamellibranches, de *pholladymia*, d'*anatina*, de *pinna*, dans leur position normale d'existence, les unes en famille, les autres isolées. On y voit les êtres marins tels qu'ils vivaient, et l'on prend, pour ainsi dire, la nature passée sur le fait de son existence, animant l'histoire ancienne de notre planète. La zone kymmeridgienne traverse une partie du département de la Charente-Inférienne, de l'ouest à l'est. Partant de Chatelaillon, elle marche vers Loire, Lussant, Archingeay, Cressé. On la retrouve aux environs de Moëze. Parmi les fossiles caractéristiques de la faune kymmeridgienne, on peut citer : *bulla suprajurensis*, *anatina spathulata*, *ostrea virgula*. Aucune plante de cette époque n'est encore connue.

Dans le puits artésien, la formation kymmeridgienne commence à 93m,58 au-dessous du sol, par une marne compacte, dure, avec des plaquettes de calcaire. L'épaisseur de cette bande est de 30m,93. A celle-ci succède, en allant de haut en bas : 1° 18m,71 de marne compacte, devenant argileuse, avec des plaquettes de calcaire dur; 2° 14^m,12 d'argile compacte, brune, avec rognons de sulfure de fer à la base, et enfin, 43^m,68 d'autres argiles alternant avec des calcaires. De 180 mètres à 196 mètres, ces argiles brunes paraissent passer au schiste ardoisier. En somme, l'étage kymmeridgien présente, au-dessous de l'Hôpital de la marine, une épaisseur de 107^m,42, et s'étend de 93^m,58 à 201 mètres.

A Chatelaillon, au Rocher, à Saint-Jean d'Angély, la puissance de cette couche est de 80 mètres environ. En Angleterre, on lui a reconnu jusqu'à 150 mètres.

Parmi les échantillons du terrain kymmeridgien que la sonde a rapportés au jour, nous avons analysé l'argile compacte brune et le calcaire brun qui la coupe ou la traverse.

Argile compacte brune recueillie à 153 mètres de profondeur. — Cette argile, d'un brun grisâtre, parsemée de points ou de lignes brunâtres de nature charbonneuse, est à peu près inodore; sa saveur est terreuse. Elle happe la langue, fait effervescence avec les acides. Sa densité s'élève à 2,4361 ; elle renferme les principes suivants :

Eau et matières organiques	9.59
Silice et alumine.	49.65
Carbonate de chaux.	37.51
Sulfate de chaux.	0.98
Carbonate de magnésie.	0.94
Oxide de fer (Fe^2O^3)	1.32
Perte.	0.01
	100.00

L'analyse place évidemment cette terre parmi les argiles calcaires ou marnes.

Calcaire argileux brunâtre recueilli à 193 mètres de profondeur. — Le calcaire argileux grisâtre rencontré à 193 mètres de profondeur possède une odeur terreuse très prononcée ; sa saveur est fade, vaseuse. Il happe la langue, est attaqué avec force par les acides, et prend, par la calcination, une couleur d'un blanc sale, légèrement jaunâtre. Vu au microscope, il paraît composé de fragments de diverse nature, les uns opaques, les autres anguleux et transparents. Sa densité ne dépasse pas 2,4459. Il est composé de :

Eau hygrométrique	1,00
Eau combinée et matières organiques	6,15
Silice et alumine	19,59
Carbonate de chaux	70,21
Sulfate de chaux	1,10
Carbonate de magnésie	0.97
Oxide de fer (Fe^2O^3)	0,94
Perte	0,04
	100.00

Terrain corallien. — Le terrain corallien, qui succède au kymmeridgien, a été traversé par la sonde de 201 mètres à 232^m^,60. C'est le calcaire à nérinées, à astartes, de MM. Thurmann et Thirria, l'oolithe corallien de quelques autres géologues. Très répandu à la surface du sol en France, l'étage corallien suit la stratification et les allures des couches oxfordiennes sur lesquelles il repose. Les environs de Niort, de la Rochelle, présentent de curieux exemples de cette formation. On la retrouve dans la Nièvre, le Calvados. Dans la Charente-Inférieure, le terrain corallien se divise en deux sous-groupes : 1° celui des calcaires à nérinées, que l'on suit à la Jarrie, Aigrefeuille, Puyravault, formé de calcaires grisâtres, de marnes et d'un calcaire argileux, noirâtre, chargé de fossiles, parmi lesquels on peut citer des ammonites, nérinées, natices, ptérocères, cérites, cariophyllées ; 2° celui des calcaires madréporiques, constituant une bande qui marche d'Angoulins à Salles, Chambon, Surgères, Dompierre et les Eduts.

A Angoulins, près de la Rochelle, l'examen des couches coralliennes est excessivement intéressant. Des blocs énormes de polypiers sont debout, isolés sur la côte, ou en place au milieu des sédiments. On les voit encore entourés de toute la faune de cette curieuse époque. Ici, ce sont des oursins avec leurs piquants placés dans les anfractuosités des masses madréporiques, où ils vivaient à côté des comatules ; plus loin, ce sont des crinoïdes encore debout ou dont les calices sont couchés à côté de leur tige et de leurs racines. Dispersés au milieu de tous ces débris de l'ancien monde, apparaissent des groupes d'huîtres, de serpules. Sur certains points, l'on se croirait transporté au milieu d'une mer récemment abandonnée, et qui, longtemps soustraite à l'action de la lumière, vient de se découvrir brusquement sous l'influence des eaux de l'Océan.

Le terrain corallien de Marsilly jusqu'à Angoulins présente une puissance de 200 à 300 mètres.

Au puits artésien, l'épaisseur de cette formation est de 31 mètres.

On remarque dans cette zone des mollusques particuliers et un très grand nombre d'échinodermes et de zoophytes, qui constituaient une faune analogue à la faune actuelle des récifs coralliens de nos mers, et vivaient dans des conditions spéciales. On connaît peu d'animaux terrestres de cette époque. La flore présente un pachypteris parmi les fougères, un zamytes dans le beau groupe des cycadées, et quelques rares conifères.

Parmi les fossiles les plus caractéristiques, on peut citer le *photogyra magnifica*, *diceras arietina*, *hemicidaris crenularis*, *apioerynus boissyanus*, *dendrarœa ramosa*.

Nous avons analysé, dans le terrain corallien, le calcaire grisâtre argileux, d'une épaisseur de $3^m,15$, recueilli sous le sol de Rochefort, de $220^m,55$ à $223^m,70$ de profondeur.

Calcaire grisâtre, argileux, existant de $220^m,55$ à $223^m,70$ de profondeur. — Ce calcaire, d'un blanc grisâtre, d'une odeur argileuse et d'une saveur terreuse, happe fortement la langue. Sa densité est de 2,3882. Il est formé de molécules, les unes cristallines, les autres amorphes, salies par des débris de produits organiques. L'analyse assigne à ce calcaire la composition suivante :

Eau hygrométrique	0.47
Eau combinée et matières organiques	2.65
Silice	11.25
Alumine	4.72
Carbonate de chaux	75.58
Sulfate de chaux	1.44
Carbonate de magnésie	0.56
Oxide de fer	3.28
Perte	0.05
	100.00

Terrain oxfordien. — La sonde a rencontré les assises oxfordiennes à $232^m,60$. Le nom de cette formation est emprunté à la ville d'Oxford, en Angleterre, où se trouve le terrain qui a servi de type à cet étage. Les couches oxfordiennes apparaissent sous la forme d'argiles noirâtres, grises, ou de calcaires argileux, noirâtres, non oolithiques, dans la Sarthe, à Saint-Maixent, Tarzé, Niort (Deux-Sèvres), dans le Jura et les Alpes.

Dans le département de la Charente-Inférieure, le terrain oxfordien peut être divisé en deux sous-groupes. L'inférieur, formé de calcaires marneux grisâtres, avec des ammonites flexueuses, constitue la plus grande partie des cantons de Marans et de Courson, passe sous la Rochelle, où son épaisseur a présenté plus de 148 mètres dans le forage artésien que l'on y a pratiqué. Le supérieur, composé de marnes schistoïdes avec banc subordonné de calcaires grisâtres ou compactes, s'observe aux environs de Dompierre, Verrines, Saint-Georges, Saint-Saturnin-des-Bois.

La couche oxfordienne traversée par la sonde à l'Hôpital de la marine présente $30^m,30$ d'épaisseur.

Les caractères généraux de la faune oxfordienne sont remarquables. C'est, dans la période jurassique, l'étage où il naît le plus de formes et où meurent et naissent le plus d'espèces spéciales. Les flancs de cette intéressante formation recèlent 78 genres d'animaux de toutes les classes, jusqu'alors inconnus.

Huit cents espèces d'êtres et de plantes complètent l'animation de cette curieuse époque de l'ancien monde. On cite comme caractéristique les espèces suivantes : *ammonites cordatus*, *aptychus*, *sublævis*, *cidaris glandutiferus*, *cosmatula costata*. M. Adolphe Brongniart a décrit plusieurs plantes marines et terrestres du terrain oxfordien. Les continents offrent, pour la première fois, des représentants des insectes *hémiptères, hyménoptères* et *lépidoptères*. Ils présentent de grands sauriens habitant les côtes et les rivages. Parmi ces animaux on distingue les curieux reptiles volants nommés *ptérodactyles*. Par la forme de leur tête et de leur cou, ils se rapprochent des oiseaux. Leur tronc et leur queue les rapportent aux mammifères, tandis que leurs membres rappellent ceux des chauves-souris. Ils étaient susceptibles, à la fois, de marcher et de voler, peut-être aussi de s'accrocher aux parois à pic des rochers pour chercher leur nourriture. Les débris des insectes qu'on a trouvés dans leurs dépouilles indiquent quels étaient les animaux qui servaient de pâture habituelle à ces êtres extraordinaires.

Dans cette formation, intéressante au point de vue paléontologique, nous avons analysé la marne grisâtre traversée de $232^m,60$ à $244^m,65$ et de 246 mètres à $261^m,85$.

Marne oxfordienne, recueillie de $232^m,60$ à $261^m,85$ de profondeur. — Cette terre, d'un blanc grisâtre, d'une saveur terreuse, happe la langue. Elle est inodore, produit une vive effervescence avec les acides. L'inspection microscopique permet d'y reconnaître des particules amorphes mêlées à des grains anguleux et transparents de silice. Sa densité atteint 2,5549. Nous y avons trouvé les principes suivants :

Eau hygrométrique	2.00
Eau combinée et matières organiques	9.49
Silice	10.50
Alumine	1.25
Carbonate de chaux	73.62
Carbonate de magnésie	1.51
Sulfate de chaux	0.86
Oxyde de fer	0.75
Perte	0.02
	100.00

Terrain kellowien. — L'assise kellowienne fait partie, comme la précédente, de l'oolithe moyenne. La sonde l'a traversée, au puits artésien, de 262^{m},70 à 272^{m},64, c'est-à-dire sur une épaisseur de 9^{m},74. Cette formation, désignée par le géologue anglais Philips sous le nom de *kelloway rock*, d'où lui est venu son nom, est l'horizon géologique le plus répandu en Europe.

On le trouve non-seulement en France, mais encore en Angleterre, en Espagne, en Italie, en Suisse, en Russie, et jusque dans l'Inde. Sa composition varie beaucoup ; on l'observe sous la forme d'argile noire à Dives, de fer limoneux hydraté à la Voulte, de fer oolithique, dans les Vosges, la Haute-Marne, l'Yonne, le Jura, de calcaire argileux blanc comme de la craie, à Niort. Les calcaires jaunâtres ou blanchâtres de Saint-Maixent appartiennent encore à cette formation, dont les fossiles sont caractéristiques.

La puissance de la zone kellowienne, qui a jusqu'à 150 mètres d'épaisseur dans quelques parties du Calvados, ne dépasse pas 9^{m},74 au puits artésien, où elle est représentée par quelques lits de marne alternant avec des couches de calcaire grisâtre et dur. Parmi les fossiles caractéristiques de ce terrain, on peut citer : *ammonites refractus, jason, ostrea marshii, dilatata, terebratula diphya.*

Les mers de l'époque nourrissaient des espèces d'animaux distinctes des faunes précédentes, mais appartenant aux mêmes genres; il en était de même des continents. Les mêmes espèces se retrouvaient depuis la zone torride, dans l'Inde, jusqu'à la mer Glaciale.

Grande oolithe et oolithe inférieure. — La sonde a traversé, de 272^{m},64 à 362 mètres, une couche de calcaire compacte, marneux et dur, appartenant à la grande oolithe et à l'oolithe inférieure. L'épaisseur de cette zone atteint 89m,36.

Le calcaire compacte marneux est dur, d'un blanc sale, happant la langue, inodore.

Sa densité est égale à 2,5816. L'analyse que nous en avons faite a donné les résultats suivants :

Eau combinée et matières organiques.	7.24
Eau hygrométrique.	1.50
Silice.	4.25
Alumine.	1.63
Oxyde de fer.	0,37
Carbonate de chaux.	80,58
Sulfate de chaux.	3.64
Carbonate de magnésie.	0.75
Perte.	0,04
	100.00

D'après plusieurs géologues, l'oolithe inférieure présente deux étages bien distincts, en allant de haut en bas : 1° l'étage bathonien ; 2° l'étage bajocien.

Le terrain bathocien tire son nom de la ville de Bath, en Angleterre. C'est la grande oolithe des auteurs français, le calcaire à polypiers des Normands, les marnes à *ostrea acuminata* de MM. Thurmann et Thirria. On le rencontre, en France, dans le département des Deux-Sèvres, Niort, Saint-Maixent, en Vendée, dans le Var. Suivant les localités, c'est un calcaire saccharoïde, formé de débris de coquilles entières, ou un banc argileux bleu ou jaune rempli de fossiles. Sur les côtes de la Normandie, la puissance des couches est de 50 à 60 mètres. On cite, dans cet étage, plus de 346 espèces d'animaux mollusques et rayonnés. Parmi les fossiles caractéristiques on distingue les suivants : *ammonites bullatus*, *eschara ranvilliana*, *antallaphora cellarioïdes*, *apiocrinus elegans*, *anabularia orbulites*.

Parmi les grands reptiles de l'époque bathonienne on cite des *teleosaurus*, *megalosaurus*. M. Brongniart a décrit des plantes marines et terrestres appartenant à cette formation.

L'étage bajocien est recouvert par le précédent. C'est la partie inférieure du système oolithique de MM. Dufrénoy et Elie de Beaumont, l'oolithe ferrugineuse des Normands, les marnes à foulons de quelques géologues français. Il recouvre le terrain et présente une composition variable. Dans le Calvados, c'est un calcaire jaunâtre, pétri de fossiles avec des oolithes ferrugineuses ; à Niort, ce sont des grès ferrugineux avec des calcaires blancs ; à Draguignan, des roches siliceuses jaunâtres.

La puissance du terrain bajocien varie de 25 à 80 mètres. Parmi les types de la faune on peut citer : *ammonites humpriesianus*, *hiboclypus gibberulus*, *dysaster endesii*.

Lias. — La sonde a traversé, au puits artésien, de 362 mètres à 765m,54, les diverses assises du lias. L'épaisseur de cette curieuse formation a donc 403m,54, c'est-à-dire près de la moitié des terrains atteints et visités par le forage artésien.

La zone liasique, dans son ensemble, peut être considérée comme formée de trois parties. La *première*, la plus élevée, est composée de calcaires à bélemnites, renfermant peu ou point de gryphées (le Vivarais et les Cévennes), ou de marnes associées à des oolithes ferrugineuses. La *seconde* est constituée par des calcaires compactes grisâtres ou bleuâtres, en couches peu épaisses, séparées par des lits de marnes feuilletées. C'est à ce calcaire que l'on donne plus particulièrement le nom de lias ou de calcaire gryphée, ou à huîtres arquées, parce que cette coquille s'y trouve en grand nombre. La *troisième*, surplombant le trias, présente une composition variable suivant les localités. En Lorraine et dans le midi de la France, ce sont des grès, grès du lias, qui renferment divers dépôts métallifères. En Normandie, dans quelques parties de la Bourgogne et du Lyonnais, ce sont des calcaires de diverses sortes, émaillés de fragments de coquilles, et constituant des lumachelles plus ou moins solides, entremêlées ailleurs avec des marnes bleuâtres.

Dans le forage du puits artésien de Rochefort, le lias est représenté : 1° par les assises des marnes *supra-liasiques*, descendant de 362 mètres à 628m,32, composées de marnes compactes, dures, de plaquettes de calcaire alternant avec des couches de calcaire marneux grisâtre, injecté de sulfure de fer, aux profondeurs de 600 mètres à 605m,70 ; 2° par le calcaire du lias inférieur, s'étendant de 628m,32 à 717m,66, formé de calcaire grisâtre un peu sableux, puis grisâtre, compacte, marneux, et enfin, blanchâtre et dur ; 3° par l'infralias, plongeant de 717m,66 à 763m,54, constitué par des calcaires blancs, gris, des marnes compactes grises et des sables diversement colorés.

Quelques géologues admettent dans le lias trois étages bien distincts : le *toarcien*, le *liasien* et le *sinémurien*.

Marnes supra-liasiques. — Le terrain toarcien tire son nom de la ville de Thouars (Deux-Sèvres), *Toarcinum*, où cette formation présente un développement et une puissance remarquables. C'est le lias supérieur de M. d'Orbigny, l'oolithe ferrugineux de Thurmann, les marnes supérieures du lias de MM. Dufrénoy et de Beaumont. On trouve cet étage à nu dans le Cher, la Creuse, l'Yonne, où il forme des couches exploitées comme ciment à Vassy, dans le Rhône, le Gard, les Bouches-du-Rhône, le Var. Il présente un grand developpement dans les Deux-Sèvres, près de Thouars, Saint-Maixent, Niort. On le connaît en Angleterre, en Allemagne. Sa composition varie beaucoup. Il est formé, au puits artésien de Rochefort, de marnes plus ou moins foncées et de calcaire marneux grisâtre. Au nord et au centre de la France, il présente des argiles grises ou noirâtres ; dans l'est, ce sont des couches ferrugineuses. A Thouars, c'est une succession d'argile, de calcaire ou de grès ferrugineux. A Saint-Maixent et à Niort, ce sont des calcaires argileux qui se décomposent facilement et se présentent sous la forme de marnes employées comme engrais.

Dans le Cher, la Côte-d'Or et l'Aveyron, la puissance des couches toarciennes s'élève à 150 mètres. Au puits artésien, l'épaisseur de l'étage est énorme, car il atteint 266^{m},32. Il s'étend de 362 mètres à 628^{m} 32. En auscultant sa température à 554 mètres, nous avons reconnu que le thermomètre à maxima de M. Walferdin atteignait, à cette profondeur, 36°,50 centigrades.

D'après M. d'Orbigny, le terrain toarcien diffère du liasien par l'absence du genre *cardisia*. Parmi les fossiles caractéristiques on cite les suivants : *ammonites bifrons, mucronatus, belemnites irregularis, canaliculatus*. Dans un échantillon de la zone toarcienne, découpé à 594^{m},50, sous Rochefort, on a trouvé une bélemnite d'un petit module, ressemblant au *belemnites sulcatus, paxillosus* ou *clavatus*.

Un grand nombre de reptiles habitaient les rivages de cette époque. Dans les mers vivaient beaucoup de poissons et de mollusques nageurs, tels que les ammonites, bélemnites et nautiles. Les ammonites de cette époque sont souvent caractérisées par une quille au pourtour. M. Brongniart a décrit plusieurs plantes marines et diverses conifères de cette époque.

Marne compacte dure, recueillie à 452 mètres de profondeur. — Nous avons analysé plusieurs échantillons de marnes supraliasiques. Une de nos analyses a porté sur une marne compacte, dure, recueillie de 452^{m},65 à 422^{m},05. Cette terre, d'un blanc grisâtre, d'une odeur terreuse, happe la langue, est rayée par l'ongle, fait effervescence avec les acides. Sa densité s'élève à 2,3240. L'inspection microscopique permet d'y reconnaître des granulations amorphes, d'autres cristallines. L'acide chlorhydrique en isole des fragments de silice mêlés à des matières organiques en flocons brunâtres. Cette marne contient :

Eau hygrométrique	1,00
Eau combinée et matières organiques.	10,92
Silice et alumine.	21,06
Oxyde de fer	0,94
Carbonate de chaux.	63,56
Carbonate de magnésie	2,50
Perte.	0,02
	100,00

Marne recueillie de 518m,50 *à* 558m,60 *de profondeur.* — Nous avons analysé une autre marne atteinte par la sonde, de 518m,50 à 558m,60 de profondeur. Cette terre est d'un gris foncé uniforme, d'une odeur terreuse, d'une densité égale à 2,3654. Elle se dissout en partie dans l'acide chlorhydrique en dégageant une odeur bitumineuse qui rappelle celle de l'huile de pétrole diluée. La partie non dissoute dans les acides est formée de molécules très divisées, d'un brun verdâtre, composées de grains de silice unis à des matières organiques.

L'analyse de cette marne a donné les résultats suivants :

Eau hygrométrique	2,00
Eau combinée et matières organiques	6,01
Silice et alumine.	43,55
Oxyde de fer.	1,70
Carbonate de chaux.	45,98
Carbonate de magnésie	0,75
Perte.	0,01
	100,00

Marne argileuse recueillie à 595 mètres de profondeur. — La marne argileuse atteinte par la sonde à 595 mètres est d'un gris uniforme, à cassure homogène, happe la langue, fait effervescence avec les acides, qui l'attaquent imparfaitement en laissant intacts des corpuscules siliceux, colorés par des matières organiques et en développant une odeur bitumineuse bien accentuée. Sa densité est de 2,3660. Sa composition est la suivante :

Eau hygrométrique.	2.75
Eau combinée et matières organiques.	3.13
Silice et alumine.	50.43
Oxyde de fer	3.07
Carbonate de chaux.	40.25
Carbonate de magnésie	0.37
	100.00

Marne argileuse recueillie à 625 mètres de profondeur. — La sonde a isolé à 625 mètres une autre marne argileuse d'un gris clair, répandant, comme la précédente, une odeur bitumineuse quand on la met en contact avec les acides. Elle est formée de fragments anguleux de silice mêlés à des granulations d'un jaune verdâtre imprégnées de matières organiques. L'analyse signale dans cette terre les principes suivants :

Eau hygrométrique.	1.25
Eau combinée et matières organiques	6.64
Silice et alumine.	39.45
Oxyde de fer.	2.61
Carbonate de chaux.	43.60
Carbonate de magnésie.	2.10
Sulfate de chaux.	1.29
Perte.	0.03
	100.00

Calcaire du lias inférieur. – Cet étage est le lias moyen, terrain liasien de d'Orbigny, calcaire et marnes à *ostrea cymbium* d'autres géologues. Il repose partout sur la formation sinémurienne et sous les couches toarciennes. On l'observe dans les départements du Calvados, de la Sarthe, des Deux-Sèvres. Cette zone est souvent représentée par des argiles en couches lamelleuses plus ou moins dures, terminées à la partie supérieure par un calcaire compacte, jaunâtre, rempli d'*ostrea cymbium* et d'ammonites *spinatus* et *margaritatus*. Près de Bayeux, la formation qui nous occupe est caractérisée par des marnes noirâtres mêlées de sulfure de fer.

Cet étage est représenté, au puits artésien, par des calcaires grisâtres un peu sableux, puis grisâtres compactes, marneux, et enfin blanchâtres et durs. Son épaisseur est de 89m,34.

La température de ces calcaires, à 669 mètres de profondeur, s'élevait à 41°,20, le 18 mars 1864. Un échantillon, découpé à 680 mètres, portait des empreintes d'ammonites *aalensis* et *opalinus*.

On peut citer parmi les fossiles caractéristiques de l'étage liasien, les *belemnites niger*, *umbilicatus*, *ammonites spinatus*, *margaritatus*, *ostrea cymbium*, *asteria lombricalis*, *pentacrinus fasciculosus*. Les mers de cette époque nourrissaient d'énormes reptiles sauriens des genres *plesiosaurus*, *ichthyosaurus*, si remarquables par leur taille et leurs formes. Les uns avaient l'aspect d'un poisson ; les autres étaient munis d'un long col, et pouvaient, comme les cygnes, tout en nageant, saisir leur proie. Avec ces sauriens vivaient les premiers ptérodactyles, autres reptiles singuliers dont j'ai déjà parlé, et qui, probablement riverains, puisqu'on les trouve dans les couches marines, avaient la faculté de voler au moyen de longues ailes. Un grand nombre de poissons cuirassés se disputaient le domaine des mers avec des céphalopodes des genres ammonites, nautiles et bélemnites.

Les continents étaient couverts de nombreux végétaux, principalement de fougères, de cycadées et de conifères, dont le feuillage élégant animait la flore de l'époque liasienne. Un échantillon de ce terrain, recueilli au puits artésien de Rochefort, à 629m,70, présentait des empreintes de fougères.

Calcaire grisâtre sableux, extrait à 629m,70 de profondeur. — Nous avons analysé plusieurs spécimens du terrain liasien traversé par la sonde, de 628m,32 à 717m,66. A 629m,70, on a rencontré, sous Rochefort, un calcaire grisâtre un peu sableux, avec quelques plaquettes très dures. Ce calcaire inodore happe faiblement la langue ; il possède une odeur terreuse dès qu'on l'humecte ; sa densité est égale à 2,4481. Il est facilement rayé par une pointe d'acier. L'acide chlorhydrique le dissout en partie et laisse des fragments irréguliers de silice, mêlés à des granulations d'un brun verdâtre, dont la couleur est due à des matières organiques. Ce calcaire contient les produits suivants :

Eau hygrométrique	1.00
Eau combinée et matières organiques	8.46
Silice et alumine	9.25
Carbonate de chaux	73.82
Carbonate de magnésie	2.10
Sulfate de chaux	2.32
Oxyde de fer	3.01
Perte	0.04
	100.00

Calcaire marneux recueilli à 655 *mètres de profondeur.* — La sonde a rencontré à 655 mètres, un calcaire grisâtre, compacte et marneux. Il est attaqué avec une vive effervescence par l'acide chlorhydrique, qui le dissout en partie ; sa densité est égale à 2,4980. Sa composition est la suivante :

Eau hygrométrique	1.25
Eau combinée et matières organiques	1.69
Silice et alumine.	26.79
Carbonate de chaux.	62.83
Carbonate de magnésie.	0.91
Sulfate de chaux.	1.02
Oxyde de fer.	2.26
Perte.	0.02
	100.00

Calcaire compacte gris, extrait à 679 *mètres de profondeur.* — On trouve à 679 mètres de profondeur, sous le sol de Rochefort, un calcaire compacte gris, avec des empreintes de diverses ammonites. Sa densité est de 2,4876. Il contient :

Eau hygrométrique	0.50
Eau combinée et matières organiques.	4.05
Silice et alumine.	20.20
Carbonate de chaux.	68.51
Carbonate de magnésie.	1.89
Sulfate de chaux.	2.60
Oxyde de fer	2.25
	100.00

Infra-lias. — Ce terrain, aussi désigné sous le nom de *lias inférieur*, d'étage ou de terrain sinémurien, de grès infra-liasique, et de calcaire à gryphée arquée par les géologues, doit son nom de sinémurien à la ville de Semur, autour de laquelle sa formation présente un remarquable développement.

On observe le terrain sinémurien, non-seulement à Semur (Côte-d'Or), mais encore aux environs de Lyon, dans le Var, à Cuers, dans le Calvados, sur les deux versants des Vosges, en Allemagne, en Italie, en Suisse, en Amérique. Il est formé à Semur, dans le Cher, par des arkoses provenant de la décomposition des roches cristallines ou des calcaires argileux ; dans les Alpes françaises, par des calcaires marneux ou argileux noirâtres ; ailleurs, par des roches siliceuses jaunâtres.

L'étage sinémurien, qui repose à 717^{m},66 sous Rochefort, est composé, d'après les indications fournies par le forage artésien : 1° d'un calcaire blanc, dans lequel nous avons signalé 11 pour 100 de silice et d'argile ; 2° d'un calcaire grisâtre dur, avec marne à la partie inférieure ; 3° d'une marne compacte grisâtre, offrant 22m,68 de puissance, et à la partie inférieure de laquelle nous avons examiné des couches riches en magnésie ; 4° d'un calcaire tendre et fendillé ; 5° d'un sable noirâtre un peu argileux, compacte et résistant à la base ; 6° de sables fins et blanchâtres. La puissance des couches sinémuriennes est de 47m,88 au puits artésien ; elle atteint 300 mètres dans les grès du Luxembourg ; à Semur, elle approche d'une centaine de mètres.

Calcaire dolomitique, de 758 mètres à 759 mètres de profondeur. — Nous avons analysé deux échantillons du terrain sinémurien. L'un est une espèce de dolomie recueillie de 758m,06 à 759m,35 ; l'autre est un sable contenant un mélange, à hautes proportions, de carbonate de chaux et de carbonate de magnésie.

Le premier spécimen me paraît appartenir à la zone dont parle M. Dufrénoy, et qui, d'après ce savant géologue, constitue des couches souvent puissantes dans la partie inférieure du lias du sud et du sud-ouest de la France, notamment dans les départements de la Dordogne, de la Corrèze, du Lot, de l'Aveyron, du Tarn et de l'Hérault. Ces couches de dolomie, continues sur de grandes longueurs, sont séparées par des bandes de calcaire argileux et d'argile.

Le calcaire magnésien du puits de Rochefort est d'un blanc grisâtre, inodore, d'une saveur terreuse ; il happe la langue. Vu au microscope, il paraît composé de molécules, la plupart transparentes. Quelques-unes sont cristallines et à forme rhomboédrique. L'acide chlorhydrique l'attaque avec effervescence ; il reste, après le traitement, des fragments de quartz enrobés de matière organique. Sa densité atteint 2,5213. L'analyse de ce calcaire a donné les résultats suivants :

Eau et matières organiques	3,02
Silice et alumine	7,68
Carbonate de chaux	47,10
Carbonate de magnésie	38,17
Sulfate de chaux	1,00
Oxyde de fer	3,01
Perte	0,02
	100,00

Sable de l'infra-lias, recueilli de 759m,35 à 764m,64 de pro-

fondeur. — Ce sable appartient, comme le calcaire précédent, à l'étage de l'infra-lias ou sinémurien. Il est gris verdâtre foncé, inodore, sans cohérence, d'une densité égale à 2,5686. Il contient des lamelles de mica d'un blanc argentin, mêlées à des particules noirâtres de matières organiques. L'inspection microscopique permet de distinguer dans ce sable : 1° des fragments anguleux et transparents de silice ; 2° des corpuscules de chaux carbonatée magnésifère, opaques, enrobés d'un vernis ferrugineux ; 3° des matières organiques d'un noir brunâtre, ressemblant à du charbon. L'acide chlorhydrique versé sur sable enlève le carbonate de chaux magnésifère, et laisse la silice sous la forme de molécules transparentes, irrégulières, mêlées à des granules de nature organique d'un beau noir.

L'analyse établit sa composition ainsi qu'il suit :

Eau.	0.50
Matières organiques.	1,23
Silice.	36,00
Alumine.	1,75
Fer à l'état de protoxyde (FeO).	2.03
Fer à l'état de sesquioxyde (Fe^2O^3).	3.77
Carbonate de chaux.	38.89
Carbonate de magnésie.	14,07
Sulfate de chaux.	1.76
	100.00

Parmi les fossiles de l'infra-lias, on cite les espèces suivantes : *belemnites acutus*, *ammonites bisulcatus*, *nodotianus*, *ostrea arcuata*, *cardinia hybrida*, *spiriferina walcotii*.

Les mers sinémuriennes nourrissaient des reptiles (ichthyosaurus) dont la taille rivalisait avec celle de nos grands cétacés actuels. On y rencontrait de nombreuses ammonites, des bélemnites, turrilites, astartes, diadèmes inconnus jusqu'à cette époque. La zone qui nous occupe est, en un mot, le commencement d'une grande période caractérisée par des animaux spéciaux. Les continents avaient des insectes diptères. Ils étaient couverts de plantes nombreuses, appartenant surtout à la famille des cycadées, dans laquelle on rencontre beaucoup de *zamites* et de *nilsonia*. On y trouvait aussi des fougères à nervures réticulées, qui deviennent très rares dans les terrains plus anciens.

Trias. — La sonde a traversé le trias de 765m,54 à 852m,33.

Ce terrain, désigné par M. Murchison sous le nom de : « Nouveau grès rouge », terrain vosgien de M. Rozet, fait partie de la période salino-magnésienne de M. Cordier, se montre dans les Pyrénées, le Var, les Vosges, en Allemagne, en Angleterre, en Espagne, en Amérique. Dans ce dernier continent, la formation triasique se rencontre depuis le 20e degré de latitude sud jusqu'au 48e degré de latitude nord.

Au lieu d'admettre dans cette zone trois étages : 1° les marnes irisées ; 2° le muschelkalk ; 3° les grès bigarrés, quelques géologues n'en conservent que deux, ayant chacun sa faune et sa flore spéciales. Ils réunissent les grès bigarrés et le muschelkalk dans l'étage conchylien. Les marnes irisées forment l'étage saliférien. Les grès bigarrés et le muschelkalk ne constituent qu'un seul étage, car ces deux couches, sur les versants des Vosges et en Provence, sont souvent remplacées par des grès sans muschelkalk, comme dans les Pyrénées, en Angleterre et aux Etats-Unis, ce qui prouverait que les deux séries ne sont, dans les Vosges et en Provence, qu'un accident local. On peut ajouter que, prise séparément, chaque zone ne donne qu'une partie d'une époque. Les grès bigarrés, presque sans fossiles marins, ne peuvent, tout au plus, représenter qu'un dépôt terrestre et riverain ; d'un autre côté, le muschelkalk, sans fossiles terrestres, ne rappellerait qu'un dépôt marin. Ces deux séries de couches se complètent donc en se réunissant. C'est par la même raison que l'on a placé dans l'étage saliférien les marnes irisées provenant des parties riveraines et terrestres de cette époque, et le keuper ou calcaire de Saint-Cassian, qui en sont les dépôts marins.

L'étude des couches traversées par la sonde artésienne démontre qu'à Rochefort, comme dans beaucoup d'autres points, l'étage conchylien atteint par le forage est dépourvu de muschelkalk ; il n'offre à l'observation que des argiles et des grès diversement colorés.

Prise dans son ensemble, la période triasique avait des continents et des mers. Ces dernières se montraient sur une vaste étendue de la terre. Elles nourrissaient des plantes marines, un grand nombre de poissons, quelques crustacés, des mollusques nombreux et beaucoup d'animaux rayonnés. Les continents possédaient moins de plantes acrogènes qu'à l'époque paléozoïque. Quelques genres d'animaux disparaissent complétement ; mais ces changements sont largement compensés par les nouvelles formes qui naissent sur l'étage triasique.

On voit apparaître, pour la première fois, des oiseaux, des tortues, des reptiles sauriens qui atteignent le maximum de leur développement et présentent les formes les plus curieuses. C'est dans les trias que commence le règne des plantes dicotylédones gymnospermes.

Etage saliférien. — D'après la coupe géologique du puits de Rochefort, la sonde a traversé l'étage saliférien de 765m,54 à 804m,10. Ce sont les marnes irisées de MM. Dufrénoy et Elie de Beaumont, formation keuprique de M. Huot. C'est l'étage où l'on trouve le plus de mines de sel : de là son nom de saliférien.

Cette formation se présente en couches de marnes irisées dans l'Indre, le Cher, l'Allier, sur le versant occidental du Jura (Poligny, Salins), sur la pente des Vosges, dans le Bas-Rhin, en Suisse, en Allemagne, en Angleterre. L'étage saliférien repose en Allemagne, en Angleterre, dans les Vosges, sur la formation conchylienne.

Sa composition minéralogique varie beaucoup. Dans les Vosges, ce sont de petites couches argileuses ou marneuses, colorées en rouge, jaune, bleu, vert, entre lesquelles sont des grès quartzeux. Ces zones sont souvent remplies de gypse, rarement de houille sèche, mais très souvent de sel gemme. Les bandes salifères, à Vicdieuze, deviennent une branche considérable d'exploitation ; elles ont souvent de 7 à 10 mètres de puissance, alternant avec des couches d'argile. L'ensemble de cette alternance atteint quelquefois une puissance de 150 mètres. Dans le Jura, des sources salifères sortent de cet étage et sont exploitées avec succès. Dans le Tyrol, ce sont des calcaires compactes, rouges ou gris, employés comme marbres, des marnes dolomitiques et des grès rouges.

Dans le forage artésien, l'étage saliférien est composé, en allant de haut en bas, de calcaires grisâtres tendres, recouvrant d'autres calcaires blanchâtres ; d'argiles noires compactes, de calcaires blanchâtres peu résistants, de 18 mètres d'épaisseur. Au-dessous, l'on trouve des argiles noirâtres tendres, alternant avec des calcaires compactes plus ou moins durs. Nous avons rencontré du gypse dans les terres retirées par la sonde à 802m,36 de profondeur.

Calcaire grisâtre tendre, recueilli de 765m,54 à 772m,02 de profondeur. — Nos recherches ont porté sur plusieurs échantillons du terrain saliférien. Le premier a été recueilli de 765m,54 à 772m,02. C'est un calcaire grisâtre d'une faible cohérence et d'une odeur terreuse. Il est composé de grains, les uns transparents, les autres amorphes et colorés en jaune. Les acides l'attaquent en laissant insoluble de la silice sous la forme de grains irréguliers, limpides, mêlés à des matières organiques brunâtres. Sa densité atteint 2,5452. L'analyse lui assigne la composition suivante :

Eau hygrométrique	0.50
Eau combinée et matières organiques	3.90
Carbonate de chaux	40.53
Carbonate de magnésie	14.49
Silice	29.33
Alumine	6.10
Oxyde de fer	4.10
Sulfate de chaux	1.02
Perte	0.03
	100.00

Calcaire argileux et magnésien, existant à 802 mètres de profondeur. — Un autre échantillon de l'étage saliférien a été extrait à 802 mètres. Ce spécimen, qui portait l'étiquette de sulfate de chaux, ne peut être confondu avec celui que nous avons analysé il y a plusieurs années, et dans lequel nous avions trouvé une forte proportion de gypse. L'échantillon dont nous allons faire connaître la nature me paraît être, comme le précédent, un calcaire argileux et magnésien. Nous y avons trouvé :

Eau et matières organiques	1.05
Silice et alumine	15.73
Oxyde de fer	3.77
Carbonate de chaux	45.06
Carbonate de magnésie	29.58
Sulfate de chaux	4.79
Perte	0.02
	100.00

Sa densité atteint 2,6454.

La puissance du terrain saliférien varie beaucoup. Les marnes irisées atteignent, aux environs de Salins, 230 mètres d'épaisseur. Dans le grand-duché de Bade, la formation présente jusqu'à 360 mètres. Sous Rochefort, cet étage n'a pas une puissance supérieure à 38m,56.

La faune de la formation saliférienne se lie aux anciens terrains par la présence des orthocératites, *productus spirifer*. D'un autre côté, elle donne la main aux couches jurassiques par l'existence des *ceratites, ammonites, trigonia plicatula, pentacrinus*.

Parmi les espèces caractéristiques de l'étage saliférien, on peut citer les suivantes : *goniatites silurius, ammonites cymbiformis, myophoria lineata, avicula salinaria*.

Un grand nombre de spongiaires testacés naissent à cette époque. Les mers nourrissaient diverses algues. Les continents étaient couverts d'une splendide végétation, dont quelques représentants sont arrivés jusqu'à nous ; ils appartenaient aux fougères et aux équisétacées parmi les cryptogames acrogènes, et aux cycadées, ainsi qu'aux conifères parmi les dicotylédones.

Grès bigarrés (étage conchylien). — L'étage conchylien, que la sonde artésienne a traversé de 804^m,10 à 852^m,33, est aussi connu sous le nom de calcaire conchylien, nouveau grès rouge (Murchison), grès bigarré et muschelkalk (Dufrénoy et Elie de Beaumont). Ce terrain s'observe depuis Antibes jusqu'au Bausset (Var). Dans les Vosges, il présente une vaste étendue. Il part de la Haute-Saône, traverse la Haute-Marne, les Vosges, la Meurthe, la Moselle, et va se perdre en Allemagne. On le trouve en Russie, en Pologne, en Amérique.

L'étage conchylien s'appuie sur la zone permienne (grès vosgien); il a donc succédé à celle-ci. Il est composé, en Provence, dans les Vosges, de deux séries de couches, savoir : à la partie inférieure, de grès bigarrés, jaunes, rouges, tachetés et très variables en couleur : à la partie supérieure, de calcaires compactes, gris bruns ou bleuâtres, appelés muschelkalk ou calcaires conchyliens. Au lieu de ces deux séries, les unes siliceuses, les autres calcaires, on trouve seulement du muschelkalk à Soultz (Bas-Rhin), ou bien des grès bigarrés seuls dans toute la chaîne des Pyrénées ; il en est de même à Rochefort, ainsi que dans plusieurs parties de l'Angleterre et des Etats-Unis.

En Prusse, les grès bigarrés ont près de 350 mètres de puissance ; dans le Wurtemberg, le muschelkalk a 300 mètres d'épaisseur. La zone du grès bigarré, traversée par la sonde dans le puits artésien, mesure 48^m,33. Elle est constituée par des argiles noires, compactes, auxquelles succèdent d'autres argiles, avec des plaquettes de grès, des bandes de grès plus ou moins dur, fendillé ; des grès bigarrés jaune foncé, au milieu desquels on rencontre quelques zones de poudingues très résistants, formés de rognons de quartz cimentés ou agglutinés par un calcaire sableux très dur.

Nous avons analysé plusieurs échantillons du terrain conchylien existant sous l'Hôpital de la marine. Parmi ces spécimens se trouvent : 1° l'argile noire, coupée de plaquettes de grès, s'étendant de 812m,20 à 816m,25 ; cette terre est recouverte par une argile brune et noire, rencontrée de 804 mètres à 807 mètres ; 2° un grès, recueilli de 816 mètres à 830 mètres ; 3° un poudingue, atteint à la profondeur de 830 mètres à 834 mètres.

Argile noire, extraite de 804 mètres à 807 mètres de profondeur. — L'argile d'un brun noirâtre existant de 804 mètres à 807 mètres est inodore, happe la langue ; elle est composée de molécules, les unes opaques et brunâtres, les autres irrégulières et semi-transparentes. Sa densité est égale à 2,5829. L'acide chlorhydrique l'attaque en partie en laissant un magma siliceux formé de corpuscules irréguliers, transparents, et d'autres colorés par des matières organiques. Sa composition est la suivante :

Eau.	3.00
Matières organiques.	3.25
Silice et alumine.	48.26
Oxyde de fer.	5.19
Carbonate de chaux.	17.67
Carbonate de magnésie.	14.88
Sulfate de chaux.	7.72
Perte.	0.03
	100.00

Argile noire, recueillie de 812m,20 à 816m,25 de profondeur. — L'argile avec plaquettes de grès, recueillie de 812m,20 à 816m,25, est en fragments plus ou moins volumineux, d'un gris clair. Les acides lui enlèvent les carbonates de chaux et de magnésie qu'elle contient et isolent des matières colorantes et de la silice en grande proportion. Sa densité ne dépasse pas 2,3992. Sa composition rappelle celle d'un grès et non pas d'une argile. La silice domine dans cette terre. L'analyse y signale les principes suivants :

Eau.	2.00
Silice et alumine.	92.55
Oxyde de fer.	1.94
Carbonate de chaux.	1.47
Carbonate de magnésie.	1.13
Sulfate de chaux.	0.87
Perte.	0.04
	100.00

C'est au-dessous de cette couche, c'est-à-dire à 816^{m},33, qu'a paru la première nappe aquifère du puits artésien.

Grès existant de 816 mètres à 830 mètres de profondeur. — Ce grès, rencontré de 816 mètres à 830 mètres, est formé de grains irréguliers d'une grosseur variable ; les uns sont transparents, les autres opaques et jaunâtres. Sa densité est de 2,4388. L'analyse lui assigne la composition suivante :

Eau.	1,50
Silice et alumine.	84,09
Oxyde de fer.	6,41
Carbonate de chaux.	5,52
Carbonate de magnésie.	2,47
Perte.	0.01
	100,00

Poudingue, recueilli de 830 mètres à 834 mètres de profondeur. — Ce poudingue existe au puits artésien, de 830 mètres à 834 mètres de profondeur. Il forme une masse dure, résistante, composée de fragments de quartz vitreux, agglutinés ou liés par un ciment argilo-calcaire et blanchâtre. Ce ciment est facilement rayé par une pointe d'acier. L'observation microscopique ne révèle rien de particulier dans ce poudingue. Sa poudre ne présente que des fragments irréguliers, anguleux et plus ou moins transparents, de silice mêlés à des granulations amorphes et opaques. Sa densité est égale à 2,2664. Il contient les corps suivants :

Eau.	1,00
Silice.	57.60
Alumine.	0.40
Carbonate de chaux.	21.40
Carbonate de magnésie.	14.30
Oxyde de fer.	5.28
Perte.	0.02
	100,00

Les mers de l'étage conchylien présentaient une faune entièrement distincte de celle des étages inférieurs. On y remarque un développement considérable de reptiles sauriens, animaux aux formes et allures bizarres, appartenant à onze genres différents. Les chéloniens ou tortues paraissent pour la première fois, ainsi que des poissons cuirassés. Parmi les fossiles caractéristiques, on peut citer les espèces suivantes : *nautilus arietis, ceratites nodosus*, *mytilus eduliformis*, *lima striata*, *avicula socialis*, *terebratula communis*, *encrinus entrocha*.

Les continents sont animés sur leurs rivages par des reptiles curieux, le *labyrinthodon*, par des tortues, des oiseaux. M. Brongniart signale dans cet étage, le commencement des plantes dicotylédones gymnospermes. La flore était surtout composée de nombreuses fougères aux formes très anormales, *anomopteris*, *crematopteris*; les calamites ou calamodendrons y sont abondantes. Les gymnospermes sont représentées par les genres *volzia*, *hardingeria*. Les cycadées sont rares et même douteuses; tel est le *zamites vogesiacus*.

D'après plusieurs observateurs, les grès bigarrés s'arrêtent dans le puits artésien à 852^{m},33 de profondeur. On rencontre alors un calcaire très dur, noirâtre, bitumineux, qui descend jusqu'à 854^{m},48. Son épaisseur est donc de 2^{m},15. A 854^{m},48, on trouve un nouveau grès, d'une dureté considérable, que l'on n'a pas traversé à la cote de 856^{m},78, zone où se sont arrêtés les travaux de forage.

La couche de 852^{m},33 à 856^{m},78 appartient-elle au bassin penéen ou à celui de transition? Quelques observateurs penchent pour cette dernière opinion.

Sable quartzeux, recueilli de 854^{m},48 *à* 856^{m},78. — Nous avons analysé un sable quartzeux paraissant appartenir au grès qui descend sous Rochefort, de 854 mètres à 856^{m},78, limite des travaux. Il est formé de grains plus ou moins volumineux : les uns blanchâtres, laiteux, irréguliers; d'autres, brunâtres, durs, à surface arrondie. L'œil armé du microscope distingue, au milieu des fragments de quartz associés à du calcaire, des agglomérations noirâtres de matière organique, comme charbonneuse. Ce sable fait une effervescence sensible avec l'acide chlorhydrique. Sa densité atteint 2,5948. Sa composition est la suivante :

Eau et matières organiques	1.10
Silice	84.00
Alumine	0.40
Oxyde de fer	3.77
Carbonate de chaux	7.87
Carbonate de magnésie	1.60
Sulfate de chaux	1.17
Perte	0.09
	100.00

Examen de l'eau artésienne. — L'eau artésienne de Rochefort est formée par deux nappes : la première, rencontrée, le 26 février 1865, à la profondeur de 816^{m},30 ; la seconde, atteinte, à 834 mètres, en juillet 1869. Le débit s'élevait de 2 litres et demi à 3 litres par seconde, ce qui donnait 216,000 à 259,200 litres par jour, ou 216 à 259 mètres cubes. Claire et limpide au sortir du tube d'émergence, l'eau minérale se trouble au contact de l'air atmosphérique, perd des bulles d'acide carbonique provenant de la décomposition du bicarbonate ferreux qu'elle renferme, se rouille lentement, et abandonne, peu à peu, sur les parois des vases où on la conserve, un vernis ocraié jaune rougeâtre, formé, en grande partie, de sesquioxyde de fer hydraté. De l'azote se dégage en même temps que l'acide carbonique. Cette élimination des gaz a même lieu dans des flacons bouchés à l'émeri, remplis d'eau minérale, et renversés sur la cuve à mercure.

Quelques analyses m'ont permis de titrer 20 à 40 centimètres d'azote et 1 à 2 centimètres d'acide carbonique dans les gaz spontanément éliminés en vaisseau clos. Dans d'autres essais, nous n'avons pu constater la présence de l'acide carbonique.

L'eau artésienne, à sa sortie du sol, est traversée par des courants de gaz ; des bulles nombreuses d'azote, mêlées à quelques bulles d'acide carbonique, pétillent à sa surface. Une expérience faite sur 55 centimètres cubes de gaz recueillis à la bouche de la cuvette, m'a fourni 54 centimètres cubes d'azote et 1 centimètre d'acide carbonique.

Une autre analyse, exécutée sur 100 centimètres de gaz, a fait reconnaître dans le mélange 97 centimètres d'azote et 3 centimètres d'acide carbonique. Ces gaz avaient été recueillis dans l'espace de deux minutes cinquante-six secondes, à la surface de la nappe jaillissante, sur une largeur de 19 centimètres.

Quelques gouttes d'eau artésienne, livrées à l'évaporation spontanée sur une lame de verre, laissent à sa surface un léger enduit au milieu duquel l'examen microscopique permet de distinguer une multitude de prismes fins, soyeux et aiguillés.

Conservée durant plusieurs mois dans des flacons imparfaitement bouchés, elle abandonne un précipité qui se transforme souvent, à la longue, en brillantes aiguilles à reflets dorés, chatoyants, et dont l'éclat rappelle celui de l'or mussif ou de l'iodure de plomb satiné. Ces cristaux sont composés de sulfate de chaux coloré par du fer : les uns sont d'une transparence parfaite ; les autres, sensiblement opaques.

On peut empêcher l'élimination du fer sur les parois des vases où l'on a mis de l'eau artésienne, en chargeant le liquide d'acide carbonique, à l'aide d'un appareil à eaux gazeuses. Nous possédons, depuis deux ans, plusieurs bouteilles d'eau minérale saturée d'acide carbonique à cinq volumes, et dont la transparence, la conservation ne laissent rien à désirer.

La saturation gazeuse me paraît offrir des avantages sérieux pour le transport et les applications médicales de l'eau de Rochefort ; rendue plus stable, plus tonique et plus stimulante par un léger excès d'acide carbonique, cette eau, lourde pour quelques estomacs, serait plus facilement supportée et absorbée.

Le précipité ferrugineux, que l'eau artésienne abandonne par le refroidissement, a varié de poids depuis quelques années. Au mois de mars 1866, il s'élevait, par litre, à 0,0404 ; en juin 1868, à 0,0370. Il contenait alors les principes suivants : sable siliceux, 12,93 ; carbonate de chaux, 1,91 ; alumine, 1,28 ; sulfate de chaux, 0,28 ; oxyde de fer, oxyde de manganèses, acide arsénique, acide phosphorique, cuivre, matières organiques, eau combinée, 83,58 ; perte, 0,02. Total : 100. Sur les derniers produits, dont le poids total atteignait 83,58, l'analyse accusait une proportion de fer correspondant à 54,56 d'oxyde (Fe^2O^3). En mai 1869, le dépôt ferrigineux de l'eau artésienne recueillie dans la piscine pesait 0,0357 par litre, et renfermait une proportion de fer égale à 0,0203 de sesquioxyde. 100 parties du dépôt contenaient une quantité de métal égale à 56,893 d'oxyde de fer. Au mois de juillet 1869, le nuage ferrugineux ne dépassait pas, en poids, 0,0302 ; il titrait pour 100 parties 60,80 d'oxyde de fer et 39,20 de matières étrangères. Enfin, en octobre 1870, il pesait 0,038 par litre. 100 parties de cette laque ferrugineuse contenaient les matières suivantes : sable siliceux, 12,50 ; carbonate de chaux, 5,39 ; sulfate de chaux, 1,16 ; oxyde de fer, ou sel de protoxyde correspondant à 3,21 de protoxyde de fer ; sesquioxyde de fer, ou sel de sesquioxyde correspondant à 62,74 de sesquioxyde de fer ; acide arsénique, acide phosphorique, oxyde de manganèse, cuivre, acide carbonique, matières organiques et eau, 15. Total : 100. Comme on le voit, la nature et l'abondance du précipité fourni par l'eau artésienne ont présenté, depuis quelques années, de singulières variations ; il est probable que ces oscillations disparaîtront ou se régulariseront avec le temps.

La laque artésienne présente une particularité remarquable : elle se précipite avec énergie sur les pôles de l'aimant dès qu'elle a été chauffée ; ses molécules s'agglomèrent alors sur le prisme aimanté, en formant des houppes soyeuses d'une longueur de 2 millimètres environ.

On sait qu'avec l'oxyde de fer magnétique naturel (Fe O Fe^2 O^3) il existe un oxyde artificiel influencé par l'aimant, et que l'on peut préparer en faisant arriver de la vapeur d'eau sur du fil de fer incandescent, ou en versant, comme l'ont indiqué MM. Liebig, Wohler et Lefort, un mélange de sel ferreux et de sel ferrique, à équivalents égaux, dans une liqueur presque sirupeuse de potasse ou de soude bouillante. Nous ne pensons pas que les propriétés magnétiques du dépôt artésien puissent être attribuées à la présence d'un corps semblable. Si l'on se rappelle que le protoxyde de fer, mis en liberté par l'ammoniaque, et suroxydé à l'air ; que l'oxyde ferroso-ferrique (Fe O Fe^2 O^3) artificiel, donnent, l'un et l'autre, des oxydes magnétiques dès qu'ils ont été assez chauffés pour ne plus renfermer du protoxyde, on comprendra que la chaleur puisse agir sur le précipité artésien en détruisant les matières organiques qu'il renferme, le déshydratant et en facilitant l'influence de l'oxygène atmosphérique sur l'oxyde de fer, de manière à le rendre magnétique. Cette observation concorde avec celle que la science doit à M. Malaguti. Ce savant a signalé dans la laque ocraiée de l'eau minérale de Dinan du sexquioxyde de fer magnétique. L'oxyde, quoique amorphe et complétement dépourvu de fer métallique et de protoxyde de fer, devient sensible à l'aimant dès qu'il a été déshydraté par la calcination.

Température de l'eau artésienne. — L'eau artésienne apparue le 9 mars 1866, marquait 43°,10 au thermomètre ; plus tard, sa température ne dépassait pas 41°,60. Aux mois de janvier 1869 et octobre 1870, un thermomètre, à oscillations très sensibles, placé dans la cuvette du tube d'ascension, accusait 40°,60. Ces variations se remarquent sur la plupart des eaux minérales qui présentent des différences de quelques degrés, soit d'une année à l'autre, soit dans l'espace de quelques mois, soit dans un temps moins long. Elle s'explique facilement, par les changements de saisons, par la fonte des neiges, par l'abondance des pluies ; aussi remarque-t-on que, pendant l'été, beaucoup d'eaux thermales sont plus chaudes que dans les autres époques de l'année. Des erreurs d'observations contribuent quelquefois à faire considérer la thermalité des eaux comme variable ; ces erreurs portent sur la manière de déterminer leur température. Si, en effet, on se contente de plonger la boule d'un thermomètre dans l'eau, la dilatation du mercure n'ayant lieu que dans cette partie, on obtient un nombre inférieur au degré véritable. En plongeant, au contraire, entièrement le thermomètre dans l'eau, la dilatation s'opérant sur la boule et sur la tige, on a un nombre plus élevé. M. Lefort a constaté que l'on pouvait obtenir ainsi des différences de 1 à 3 degrés.

On doit donc, en examinant la thermalité de l'eau artésienne, y maintenir le thermomètre en entier, pendant un certain temps, et jusqu'à ce que la colonne de mercure ne s'abaisse ou ne s'élève plus ; enfin, la lecture doit être faite pendant que l'instrument est encore immergé.

La chaleur de l'eau de Rochefort est certainement un des éléments intéressants de son action thérapeutique. On sait qu'il existe des eaux minérales dont les propriétés sont dues, en grande partie, au calorique qui s'y trouve accumulé. En cherchant à nous rendre compte de sa thermalité, nous abordons un des sujets les plus curieux de l'hydrologie.

Les anciens expliquaient la température des eaux en faisant intervenir la chaleur solaire, qui, disaient-ils, pénètre dans l'intérieur du globe et s'y fixe comme au foyer d'une lentille. Plus tard, on admit que le calorique des eaux avait son point de départ dans les foyers souterrains qui produisent les volcans. Il est certain que c'est, en général, dans les terrains soumis autrefois ou actuellement aux influences volcaniques, aux bouleversements terrestres, que les eaux thermales se rencontrent en plus grand nombre; tels sont : les Pyrénées, les Vosges, l'Auvergne, Naples, la Bohême et les Cordillères.

Boyle rapportait la thermalisation des eaux à une action chimique, à la décomposition des pyrites, par exemple. Fodéré, Socquet, Anglada supposaient que les roches, dans les profondeurs du globe, sont disposées de manière à produire une action électro-motrice. Ces singuliers couples voltaïques constitueraient autant de foyers de réaction propres à développer une quantité considérable de calorique utilisée pour la minéralisation des eaux. Ces diverses influences, pour la plupart hypothétiques, ne sont pour rien dans la température de l'eau artésienne. Sa thermalité est due à la chaleur propre de la terre, c'est-à-dire à la température des terrains d'où elle émerge. Cette opinion sur le calorique des eaux fut émise, pour la première fois, par un célèbre dominicain du XIIIe siècle, Albert le Grand.

La pensée de cet homme, illustre à plus d'un titre, a été

développée par Laplace. « Si l'on conçoit, dit ce savant, que les eaux pluviales, en pénétrant dans l'intérieur d'un plateau élevé, rencontrent au milieu de leur course une cavité de 3,000 mètres de profondeur, elles la rempliront d'abord ; puis, acquérant dans cette profondeur une chaleur de plus de 100 degrés au moins, redevenues, par là, plus légères, elles s'élèveront et seront remplacées par les eaux supérieures : en sorte qu'il s'établira deux courants, l'un montant, l'autre descendant, et perpétuellement entretenus par la chaleur intérieure de la terre. » De nombreuses observations, faites avec soin, dans les mines d'Allemagne, d'Angleterre, de France, d'Italie, ainsi que sur les eaux minérales et artésiennes, ont confirmé les idées de Laplace, et démontré que la partie interne du globe terrestre est douée d'une chaleur propre dont les effets, à peine appréciables aujourd'hui à sa surface, sont assez sensibles à quelques mètres de profondeur pour que le thermomètre s'élève sensiblement à partir du point où cesse d'agir la chaleur transmise par le rayonnement du soleil.

Pour Fourrier et M. Cordier, la chaleur augmente d'un degré centigrade pour chaque distance de 30 à 40 mètres de profondeur ; de telle sorte que l'eau bouillante se présenterait, à Paris, à 2,503 mètres.

D'après M. Pouillet, l'accroissement progressif de la température varie d'un lieu à un autre dans des limites assez étendues. Au milieu de certaines localités, il suffit de s'enfoncer de 14 à 15 mètres au-dessous de la couche invariable pour obtenir une élévation de température d'un degré. Dans d'autres, au contraire, il faut descendre de plus de 50 à 60 mètres. En moyenne, on admet, en général, 25 ou 30 mètres pour 1 degré. A Paris, le puits de Grenelle, qui descend à une profondeur de 548 mètres, donne de l'eau dont la température est de 27°,7. La chaleur de la couche invariable des caves, à 28 mètres, étant de 11°,7, c'est un accroissement de 16 degrés pour 528 mètres, et par conséquent de 1 degré pour 33 mètres.

Les observations, que nous avons faites à diverses profondeurs, sur la température des terrains traversés par la sonde, ne concordent pas avec les indications recueillies à Grenelle. En faisant usage d'un thermomètre à maxima de M. Walferdin, instrument placé dans un étui et disposé au milieu d'un cylindre en fonte, à parois épaisses, muni d'un couvercle à vis, nous avons reconnu qu'à une profondeur de 325 mètres la température, qui devait être de 20°,70, s'élevait à 21° : différence, 0°,30. Une seconde expérience, entreprise le 1er avril 1863, à 462 mètres, accusait 27° au lieu 24°,85. Le 9 septembre 1863, à une profondeur de 554 mètres, l'appareil de M. Walferdin, qui, suivant les observations faites à Grenelle, aurait dû accuser 37°,63, marquait 36°,50. Enfin, le 18 mars 1864, le thermomètre, plongé à 669 mètres, donnait 41°,20 de température au lieu de 31°,12.

Nos recherches confirment celles que M. Walferdin a faites dans diverses localités. Suivant cet habile observateur, la loi posée par Fourrier et M. Cordier n'est pas absolument exacte, puisque, de 550 à 800 mètres, 1 degré centigrade ne correspond plus qu'à 23m,90. Nous pensons que la nature des terrains est la cause des différences observées par les géologues et les physiciens. Ce qui est aujourd'hui incontestablement acquis à la science, c'est l'influence de la chaleur propre de la terre sur la thermalité des eaux. Depuis longtemps déjà, on a supposé que notre globe avait été fluide à son origine, et que, lancé dans l'espace, il s'est refroidi du centre à la circonférence ; on conclut de là que les diverses couches de la terre sont à une température d'autant plus élevée qu'elles sont plus profondes ; par conséquent, la température des eaux doit être en rapport avec les profondeurs d'où elles s'échappent.

Dans l'opinion de M. François, ingénieur en chef des mines, la thermalité des eaux est souvent influencée par le voisinage des roches cristallines, plutoniques, volcaniques et métamorphiques. C'est surtout dans les limites des massifs éruptifs, et au voisinage des roches les plus récentes, que se trouvent leurs points d'émergence. Ces relations sont manifestes dans les Pyrénées françaises et espagnoles, où telle eau thermo-minérale est régulièrement associée de position avec une roche éruptive que l'on peut considérer comme sa congénère.

Nous ne pensons pas que la chaleur de l'eau minérale de Rochefort possède des propriétés particulières et exerce, en un mot, sur l'économie animale une action différente de celle des eaux chauffées artificiellement. Pline affirmait que les eaux de Wiesbaden mettaient plus de trois jours à se refroidir. Guersant et Fodéré ont cru que le calorique des eaux thermales s'y trouve dans un état de combinaison particulier, et leur imprime, par rapport à nos organes, des propriétés différentes de celles que nous pouvons donner à l'eau ordinaire par le chauffage artificiel.

Dans leur opinion, les eaux thermales se refroidissent plus lentement et s'échauffent plus difficilement que l'eau ordinaire ; on les supporte, affirment-ils, en boissons, en bains, à des températures plus élevées. Les sources à plus de 70°, loin de nuire à la végétation, donnent aux plantes plus de verdeur et de fraîcheur. Madame de Sévigné partageait cette opinion. « J'ai mis hier, dit-elle, une rose dans la fontaine bouillante de Vichy ; elle y fut longtemps saucée et resaucée : je l'en tirai comme dessus sa tige. J'en mis une autre dans une poêlonnée d'eau chaude, elle y fut bouillie en un instant. »

Les expériences faites dans ces derniers temps ne sont pas favorables à de pareilles idées : il résulte, en effet, des expériences de Longchamps, Schweiger, Reuss, que les eaux thermales, placées à côté d'eaux douces amenées à la même température, se refroidissent toujours dans le même temps. M. Lefort a reconnu que l'eau douce, chauffée à 50°, a demandé le même temps pour descendre à 20° que l'eau de Néris, prise à sa source.

Nous avons fait sur ce curieux sujet diverses expériences qui ont démontré que l'eau de Rochefort se refroidit, à peu de chose près, de la même manière que l'eau ordinaire. Nous nous sommes servi, dans ces recherches, de deux thermomètres divisés en dixièmes de degré, marchant de la manière la plus égale, et placés dans des vases de même capacité, au milieu d'un local dont la température était connue. Un de ces instruments était plongé dans de l'eau à 35°, contenant 0g,10 de chlorures, et marquant 28° à l'hydrotimètre ; l'autre était immergé dans l'eau artésienne à 35°. Les résultats de nos expériences sont inscrits ci-dessous :

Observations faites, au même moment de la journée, avec deux vases d'égale capacité et deux thermomètres très sensibles, divisés en dixièmes de degré.

1re EXPÉRIENCE.

EAU ORDINAIRE.

Heure.	Pression.	Air. (Température)	Eau. (Température)	Perte.
8,27	0,767	15°5	35°	»
8.57	»	15 8	31 6	3,4
9,27	»	15 9	28 9	2,7
9,57	»	16	26 7	2,2
10,27	»	»	25	1,7

EAU ARTÉSIENNE.

Heure.	Pression.	Air. (Température)	Eau. (Température)	Perte.
8,27	0,767	15°5	35°	»
8.57	»	15 8	31 6	3°4
9,27	»	15 9	28 9	2 7
9,57	»	16	26 7	2 2
10.27	»	»	25	1 7

Aucune différence dans le refroidissement.

2e EXPÉRIENCE.

EAU ORDINAIRE. TEMPÉRATURE.					EAU ARTÉSIENNE. TEMPÉRATURE.				
Heure.	Pression.	Air.	Eau.	Perte.	Heure.	Pression.	Air.	Eau.	Perte
8,35	0,763	18°	35°	»	8°35	0.763	18°	35°	»
9.05	»	18	32 10	2°9	9.05	»	18	32 10	2°9
9,35	»	18	29 8	2 3	9,35	»	18	29 9	2 2
10,05	»	18 2	27 9	1 9	10.05	»	18 2	28	1 9
10.35	»	18 2	26 5	1 4	10.35	»	18 5	26 6	1 4

Dans la seconde demi-heure. l'eau artésienne perd 0°.1 de moins que l'eau ordinaire.

3e EXPÉRIENCE.

Heure.	Pression.	Air.	Eau.	Perte.	Heure.	Pression.	Air.	Eau.	Perte
8,51	0,764	20°5	35°	»	8.54	0.764	20°5	35°	»
9,21	»	20 7	32 6	2°4	9.24	»	20 7	32 6	2°4
9,51	»	21	30 7	1 9	7,54	»	21	30 7	1 9
10,21	»	21	29 2	1 5	10.24	»	21	29 2	1 5
10,51	»	21 1	28	1 2	10.54	»	21 2	28 1	1 1

Dans la quatrième demi-heure. l'eau artésienne perd 0°.1 de moins que l'eau ordinaire.

	EAU ORDINAIRE.	EAU ARTÉSIENNE.
	MOYENNE DE LA PERTE.	
Première demi-heure.	2°90	2°90
Deuxième —	2 30	2 26
Troisième —	1 86	1 86
Quatrième —	1 43	1 40

L'examen de ce tableau démontre que, dans la première expérience, la conductibilité de l'eau pour le calorique est la même dans l'eau artésienne que dans l'eau ordinaire. La différence excessivement faible observée dans les deuxième et troisième expériences, différence qui ne dépasse pas un dixième de degré, ne peut ébranler notre opinion sur l'égalité dans la vitesse du refroidissement de l'eau thermale et de l'eau ordinaire. En signalant ces résultats, établis et discutés avec le plus grand soin par notre habile préparateur, M. Gauthier, pharmacien de la marine, nous n'affirmons pas que des eaux chargées de principes salins, comme l'eau de mer, ne subissent, en se refroidissant, des variations que ne présente pas l'eau ordinaire ; ce que nous pouvons attester, c'est que notre eau artésienne ne renferme pas une quantité de sel suffisante pour imprimer à son refroidissement des oscillations sensiblement différentes de celles de l'eau potable.

Hydrogène sulfuré. — L'eau artésienne répand, au moment de son apparition à l'air, et au sortir du tube d'émergence, une légère odeur hépatique ; elle renferme des traces d'hydrogène sulfuré que l'odorat distingue et saisit non-seulement à la surface de la cuvette, mais encore sur les mains, imprégnées du liquide encore chaud. Les émanations d'acide sulfhydrique sont plus appréciables par un temps pluvieux que par un beau temps, plus sensibles avec une pression barométrique faible qu'avec une pression élevée. L'odeur de l'hydrogène sulfuré devient surtout perceptible quand l'eau, tombant en nappe et d'une certaine hauteur sur le sol de la piscine, se divise et se pulvérise à l'infini.

Le gaz sulfhydrique est facile à constater, à l'aide d'un papier imprégné d'acétate de plomb, que l'on dispose au-dessus du tuyau d'écoulement pendant vingt à trente minutes. Le papier se colore en brun noirâtre, par la formation du sulfure de plomb. Des lames de laiton bien décapées, placées de la même manière, se teignent en brun, après quelques heures d'exposition. Ces lames, souvent jaspées de brun, de jaune rougeâtre et de gris bleuâtre, présentent des nuances du plus bel effet. Une feuille d'argent bien poli, logée durant une nuit dans le tuyau d'écoulement, noircit de la manière la plus sensible.

La proportion d'hydrogène sulfuré contenue dans l'eau artésienne est très faible : elle atteint à peine un demi-degré au sulfuromètre, correspondant à 0c,4371 d'acide sulfhydrique, à 0g,000676 du même gaz, à 0g,000636 de soufre, et à 0g,000914 de sulfure de sodium.

Nous avons titré l'hydrogène sulfuré de l'eau de Rochefort en acidulant avec 8 grammes d'acide acétique un litre de liquide puisé à une certaine profondeur, et ajoutant à ce mélange, dont la température était connue, 15 grammes d'eau d'amidon et de la solution alcoolique d'iode, préparée d'après les indications de M. Dupasquier. L'eau se colore d'abord, se décolore ensuite et finit par bleuir sous l'influence de l'alcoolé d'iode. Un litre d'eau ordinaire, à la même température, traitée de la même manière, exigeant dix petites divisions de teinture d'iode correspondant à un degré de sulfuromètre, tandis que la même quantité d'eau artésienne absorbe, pour bleuir, quinze divisions, nous avons conclu qu'un litre de ce liquide renferme une proportion d'acide sulfhydrique équivalant à un demi degré ou à 0g,00067.

L'emploi de l'acide acétique dans ce titrage est nécessaire pour empêcher l'eau, légèrement alcaline, d'absorber l'iode en pure perte et de frapper d'erreur l'analyse sulfurométrique. La température joint son influence à celle de l'alcalinité; car de l'eau minérale, refroidie avec de minutieuses précautions, absorbe beaucoup moins d'iode que celle recueillie à la sortie des tubes d'émergence, et marquant 36° au thermomètre. Dans le premier cas, elle exige quinze petites divisions du sulfuromètre; dans le second, elle en prend trente. Une observation semblable peut être faite sur de l'eau potable, à 15° ou à 36° de température. Nous le répétons, la proportion d'hydrogène sulfuré contenue dans l'eau artésienne est très faible ; son élimination a lieu avec une extrême rapidité.

MM. Filhol, Dechamp, Mialhe, Lefort ont employé le nitro-prussiate de potasse pour s'éclairer sur la manière d'être du soufre dans les eaux minérales. Celles qui renferment de l'acide sulfurique libre ne subissent aucun changement au contact du réactif, tandis que celles qui tiennent un sulfure alcalin en dissolution se colorent en bleu ou en violet foncé. En versant du nitro-prussiate dans l'eau de Rochefort, nous n'avons obtenu aucune coloration; l'hydrogène sulfuré est donc à l'état libre. S'il en était autrement, l'on ne comprendrait pas la présence d'un proto-sel de fer dans ce liquide, car un sulfure alcalin le précipiterait infailliblement, tandis que l'acide sulfhydrique n'exerce aucune influence sur lui.

Nous avons dit que les émanations de l'eau artésienne étaient surtout sensibles quand le liquide tombait en nappe sur le sol de la piscine. J'ai fait quelques expériences pour déterminer la proportion d'hydrogène sulfuré au milieu de la salle des bains et douches. Dans ce but, je me suis servi de l'iodure d'amidon ou d'une solution étendue de permanganate de potasse. L'acide sulfhydrique décolorant ce liquide, et la solution de ce gaz pouvant être titrée à l'aide du réactif de M. Dupasquier, il ne s'agissait plus, pour opérer l'analyse, que de préparer une liqueur d'une concentration connue et susceptible de décolorer une quantité déterminée d'iodure d'amidon ou de permanganate de potasse. Ce point de départ acquis, j'ai fait traverser le liquide coloré par un volume connu d'air de la piscine, et j'ai arrêté l'expérience au moment où la liqueur était décolorée. Quand je ne voulais pas atteindre ce point, je dosais la solution colorée avant et après l'épreuve; la différence indiquait la proportion d'hydrogène sulfuré contenue dans l'air analysé.

Nous nous sommes servi, pour procéder à cette expérience délicate, d'un gazomètre ordinaire, dont la capacité était connue. L'air, attiré par l'écoulement de l'eau enfermée dans l'appareil, était aspiré un peu au-dessus du robinet de la piscine par un long tube terminé en entonnoir ; il traversait d'abord un appareil en U, contenant du coton, recouvert de tampons d'amiante imprégné d'acide sulfurique, et s'engageait ensuite dans les boules d'un tube de Liebig renfermant de l'iodure d'amidon ou une solution de permanganate de potasse ; l'air atteignait ensuite le gazomètre, après avoir longé deux tubes en U, garnis de ponce sulfurique. En procédant à plusieurs expériences, nous avons reconnu que 100 litres d'air de la piscine renfermaient une proportion d'hydrogène sulfuré égale à 0c,0524, en gramme, à 0g,0000813, correspondant à 0g0000763 de soufre.

Ces qualités si minimes d'acide sulfhydrique ne sont pas perdues pour le traitement médical ; nul doute que l'air chaud, humide et odorant des bains de piscine ne contribue, avec les principes salins et ferrugineux de l'eau minérale, à déterminer une action tonique, excitante, bien supérieure à celle des bains ordinaires. En se rappelant les proportions infinitésimales d'hydrogène sulfuré que l'analyse révèle dans les salles d'inhalation des thermes pyrénéens, on admet sans peine que l'eau artésienne, agissant par sa température, ses principes salins et le gaz qu'elle renferme, puisse être employée dans le traitement des maladies des voies respiratoires.

On sait que la vapeur d'eau entraîne avec les gaz des éléments fixes inorganiques et organiques. A Cauterets, l'élimination des principes organiques et inorganiques des eaux se produit d'une manière si remarquable que l'on peut recueillir en peu de temps des proportions appréciables de matières condensées sur la porte des galeries de César, située à plus de 33 mètres des griffons les plus voisins. M. Henry, qui a examiné les glaires étalées à sa surface, leur a trouvé des caractères presque semblables à ceux de la barégine ; il a, en outre, signalé dans ces organismes des sels fixes, tels que des sulfates, chlorures, iodures, silicates, etc.

La vapeur d'eau artésienne peut, d'après ces observations, être considérée comme un véhicule pour les éléments fixes de notre eau minérale, et, s'il en est ainsi, on comprend tout le parti que la thérapeutique pourrait tirer de ses inhalations.

Gaz de l'eau artésienne. — Nous avons parlé des gaz que l'eau artésienne laisse échapper spontanément. Leur proportion augmente quand on la soumet à l'influence de la chaleur ; on obtient alors un mélange d'azote et d'acide carbonique. Le volume des gaz a présenté des variations. Le 9 mars 1866, un litre d'eau a fourni 21c,79 d'acide carbonique, 21c,02 d'azote, et des traces d'hydrogène proto-carboné. Au mois de juin 1868, quatre distillations ont donné 25c,19 d'acide carbonique et 19c,38 d'azote. En juillet 1869, la proportion des gaz était moins considérable ; elle s'élevait, après les corrections relatives à la pression barométrique et à la température, à 23c,26 d'acide carbonique et à 17c,11 d'azote.

L'acide carbonique libre ou combiné peut être évalué de diverses manières. La distillation de l'eau en présence d'un excès d'acide sulfurique permet d'expulser la totalité de ce gaz, dont le volume est noté après les corrections ordinaires. Dans d'autres expériences, on peut titrer l'acide carbonique en versant une proportion déterminée d'eau minérale au milieu d'une solution de chlorure de baryum ammoniacal. Le précipité de carbonate et de sulfate de baryte, recueilli sur un filtre desséché avec soin, est glissé sur la cuve hydrargyro-pneumatique dans une éprouvette graduée contenant de l'eau acidulée avec l'acide chlorhydrique.

Ce résultat est contrôlé en recueillant un volume déterminé d'eau dans le tube central d'émergence et versant ce liquide au milieu d'un flacon qui contient du chlorure de baryum ammoniacal. Le dépôt, reçu sur un filtre, lavé rapidement, traité en dernier lieu par l'acide chlorhydrique, fournit une liqueur dont on isole la baryte à l'aide de l'acide sulfurique.

Le poids du sulfate obtenu livre, par un calcul d'équivalents, la proportion d'acide carbonique libre ou combiné contenue dans l'eau minérale.

Diverses analyses m'ont permis de recueillir, en 1870, dans un litre d'eau, 60c,04 d'acide carbonique, en poids, 0g,11911 et 17c,11 d'azote, la température étant ramenée à zéro et la pression à 0,760 millimètres.

Action des réactifs sur l'eau artésienne. — L'eau artésienne possède une saveur atramentaire suivie d'une légère amertume ; elle est faiblement alcaline, ramène au bleu le papier rouge de tournesol, et brunit légèrement celui de curcuma. On peut facilement constater son alcalinité en versant quelques gouttes de teinture de tournesol rougie dans un verre à expérience qui contient 8 à 10 grammes d'eau minérale ; la couleur rouge s'éteint peu à peu, et passe au bleu.

L'alcoolé de campêche et celui de noix de galle la colorent en brun. La teinte s'étend comme un nuage et envahit bientôt tout le liquide. Le gallate de fer, produit par la teinture de noix de galle, se dépose, après quelques heures, sous la forme d'un précipité foncé nuancé de pourpre. L'acide tannique précipite aussi le fer de l'eau minérale ; sa solution le teint en brun noirâtre.

Les acides sulfurique, chlorhydrique, azotique ne déterminent aucune réaction intéressante ; l'acide oxalique occasionne un volumineux précipité blanchâtre d'oxalate de chaux soluble dans l'acide chlorhydrique.

L'eau de chaux isole de l'eau artésienne un mélange de sulfate de chaux, de carbonate de chaux et d'oxyde de fer coloré en blanc jaunâtre. Ce composé disparaît en présence de l'acide chlorhydrique.

L'hydrosulfate d'ammoniaque colore l'eau en brun noirâtre ; des flocons de sulfure de fer se séparent au bout de quelque temps.

Le chlorure de baryum acidulé par l'acide azotique forme un dépôt blanc très abondant de sulfate de baryte.

Le deuto-chlorure de mercure, d'abord sans action sur l'eau minérale, en sépare, après quelques heures de contact, un nuage blanchâtre de proto-chlorure de mercure soluble dans l'eau chlorée. Le sel mercurique, en partie réduit par le proto-sel de fer, abandonne du chlorure mercureux et des traces de mercure qui forment à la surface du liquide une pellicule chatoyante présentant sous certaines incidences les couleurs de l'iris.

L'azotate d'argent isole de l'eau artésienne un produit blanc, caillebotté, insoluble dans l'acide azotique et soluble dans l'ammoniaque ce précipité nuancé de gris ou de gris vineux au contact de la lumière est du chlorure d'argent.

Le proto-azotate de mercure détermine un nuage blanc, abondant de proto-chlorure et de sulfate de mercure. Le premier se dissout dans l'eau chlorée, le second disparaît dans l'acide azotique.

Le sulfate de cuivre ne présente d'abord aucune réaction avec l'eau minérale ; ce n'est qu'après quelques heures de contact qu'il se sépare un enduit jaune verdâtre, sel de protoxyde de cuivre formé aux dépens du sel cuivrique par le sel ferreux artésien.

Le permanganate de potasse en solution étendue colore l'eau en rose. La teinte disparaît pour apparaître après l'addition d'une nouvelle quantité du réactif. Il se produit ainsi un dépôt d'une couleur pourpre mélange d'oxyde de fer et d'oxyde de manganèse.

Le permanganate de potasse agit d'une manière complexe ; l'acide permanganique est réduit non-seulement par les matières organiques, mais encore par le proto-sel de fer et les traces d'hydrogène sulfuré que l'eau renferme.

L'acétate neutre de plomb produit dans l'eau artésienne un précipité blanc considérable, nuancé de jaune et formé de sulfate et chlorure de plomb.

Ce dernier sel dissous dans l'acide chlorhydrique bouillant se sépare par le refroidissement en paillettes brillantes et micacées.

L'oxatate d'ammoniaque additionné de chlorhydrate isole de l'eau minérale un dépôt abondant d'oxalate de chaux. La liqueur filtrée, mise en présence de l'ammoniaque et du phosphate de soude, se trouble par l'agitation et abandonne du phosphate ammoniaco-magnésien.

Le succinate d'ammoniaque occasionne un léger nuage de succinate de fer.

Le sulfo-cyanure de potassium ne colore l'eau de Rochefort qu'après l'avoir acidulée avec quelques gouttes d'acide azotique. Elle se teinte alors peu à peu en rouge de sang.

Le ferro-cyanure de potassium versé dans l'eau additionnée d'acide azotique, développe un nuage gris bleuâtre ou bleu céleste qui s'étend dans le liquide, se fonce de plus en plus et se réunit enfin sur les parois du verre à expérience en formant des flocons d'un bleu caractéristique.

Densité. — La pesanteur spécifique de l'eau artésienne, déterminée à l'aide d'un aréomètre type, s'élève à 1,005, à la température de 15 degrés centigrades.

En faisant usage du flacon à volume constant et d'une balance oscillant à un demi-milligramme près, nous avons obtenu pour la densité de ce liquide 1,0053.

Degré hydrotimétrique. — L'eau artésienne marque 158° à l'hydrotimètre.

Les fortes proportions de sulfate de soude et de chlorure de sodium qu'elle renferme réagissent probablement sur la solution alcoolique de savon, de manière à modifier, comme cela a lieu pour l'eau de mer, les indications de la liqueur de Clarke.

Résidu fourni par l'eau. — L'eau artésienne évaporée avec précaution a fourni, dans les derniers mois de 1868 et au mois de juillet 1869, un résidu dont le poids s'élevait en moyenne à 5g,869 par litre. Plusieurs évaporations faites en 1870 et en 1871 ont donné un produit dont le chiffre atteignait en moyenne

5g,98606. Nous avons trouvé dans ce résidu des proportions de chaux, de magnésie, d'iodure, de bromure, de silice et d'alumine un peu différentes de celles signalées dans nos premières analyses. Nous ignorons la cause de ces légères différences dans la composition de l'eau.

Matières organiques. — Le produit de l'évaporation de notre eau minérale, desséché avec soin à la température de 140° et soumis ensuite à la calcination, brunit légèrement en dégageant une faible odeur de matière organique brûlée. Si on le reprend par le carbonate d'ammoniaque et qu'on l'expose à une chaleur suffisante pour expulser les vapeurs ammoniacales, on reconnaît que le résidu fourni par un litre d'eau perd sensiblement de son poids. La perte s'élevait, en 1866, à 0g,1902 ; en 1869, elle ne dépassait pas 0g,184 ; en 1870, elle était représentée par 0g,11195.

N'ayant à titrer que de faibles proportions de matières organiques dans un litre d'eau, nous avons cherché à étudier ces produits dans le dépôt fourni par une grande quantité de liquide livré pendant quelque temps au contact de l'air atmosphérique. Chauffant durant deux heures, à une douce température, dix grammes du précipité avec une solution de potasse à l'alcool, nous avons obtenu une liqueur jaune rougeâtre que l'on a filtrée et additionnée d'acétate de cuivre après l'avoir acidulée avec l'acide acétique. Le mélange chauffé légèrement a fourni des flocons d'un brun grisâtre, le liquide filtré de nouveau, traité par le carbonate d'ammoniaque et chauffé a donné un léger précipité bleu grisâtre. Le poids de ces divers dépôts s'est élevé dans plusieurs expériences à 0g,160 pour 10 grammes de précipité ferrugineux mis en expérience.

Les produits éliminés rappellent par leurs caractères les crénates et apocrénates de cuivre. On sait que, dans le courant de l'année 1833, Berzelius annonça qu'il avait découvert dans l'eau minérale de Porla, en Suède, deux acides nouveaux dérivant du ligneux, auxquels il donna les noms de crénique et d'apocrénique, de κρήνη, source. Ces composés qui ont, sans nul doute, pour origine les matières végétales enfouies dans les couches profondes du sol, mais non encore complétement décomposées, ont été signalées, depuis le travail du grand chimiste suédois, dans plusieurs eaux minérales. Aujourd'hui, nous connaissons des eaux dites crénatées, dont les principales propriétés sont dues au crénate de fer qu'elles renferment, telles sont celles de Forges, dans la Seine-Inférieure, et de Provins, dans le département de Seine-et-Marne.

Les précipités que nous avons obtenus, repris par une solution de potasse, ont donné des liqueurs abandonnant par l'acide acétique des flocons légers, brun jaunâtre, solubles dans l'alcool absolu et l'ammoniaque, ne précipitant pas les proto-sels de fer et formant avec ceux de sesquioxyde et les sels de cuivre des dépôts caractéristiques.

Ces caractères rappellent certainement l'acide crénique que l'on sait soluble dans l'alcool, incristallisable, possédant une saveur piquante, légèrement acide et astringente; on n'ignore pas qu'exposé à l'air, ce produit s'altère en donnant lieu à de l'acide apocrénique par la combinaison d'une partie de l'hydrogène avec l'oxygène environnant. L'équation suivante rend compte de la réaction $2\,(C^{12}\,H^6\,O^6) + O^{24} = C^{24}\,H^6\,O^{30} + 6HO$. Si l'acide crénique existe réellement dans l'eau artésienne, il s'y trouve combiné au protoxyde de fer à l'état de crénate de protoxyde. Celui-ci, en présence de l'air, s'oxyde et se sépare bientôt à l'état de crénate de sesquioxyde et d'apocrénate de fer.

Les précipités que nous avons obtenus dans trois expériences s'élevant à 0g,160 d'apocrénate de cuivre, on peut admettre qu'il existe dans un litre d'eau minérale une proportion de crénate ou d'apocrénate de fer correspondant à 0g,00048 d'apocrénate et à 0g,00027 d'acide apocrénique.

La présence de ces composés dans l'eau minérale de Rochefort peut être attribuée à l'action de l'eau sur les argiles noires imprégnées de matières organiques, sous lesquelles une première nappe d'eau a été rencontrée à la profondeur de 816m,25, ou bien encore à l'influence de ce liquide sur les calcaires et marnes bitumineux traversés par la sonde, à diverses profondeurs. Qui sait si la présence de l'acide crénique n'est pas pour quelque chose dans l'apparition de ces traces d'hydrogène sulfuré distinguées par l'odorat et saisies par l'analyse dans l'eau de Rochefort? D'après M. Fontan, la minime proportion d'acide sulfhydrique que dégagent, à leurs griffons, les eaux de Vichy, Schwalbach et Spa, aurait pour origine l'acide crénique dont les éléments réduisent des sulfates, les transforment en sulfure, et les livrent ensuite à l'influence de l'acide carbonique qui en élimine l'hydrogène sulfuré.

Ammoniaque. — L'eau artésienne contient de l'ammoniaque à l'état salin. Elle n'en renferme pas à l'état libre, car, distillée avec soin dans l'appareil de M. Boussingault, elle ne livre cet alcali qu'après avoir été additionnée d'une solution de potasse pure. La proportion a varié de 0g,00325 à 0g,00340 et 0g,00315, moyenne 0g,00326 par litre.

Chlore. — Le chlore de notre eau minérale a été titré en versant une solution d'azotate d'argent dans un poids connu de liquide coloré par quelques gouttes de chromate de potasse. En défalquant le poids des bromure et iodure d'argent, nous avons obtenu une proportion de chlore correspondant à 0g,51359. Ce métalloïde est en combinaison avec le sodium, le magnésium, le calcium et l'ammoniaque. L'existence du chlorure de calcium dans une eau qui renferme du sulfate de soude pourrait soulever quelques objections, si ce sel n'avait été isolé directement du produit de l'évaporation de l'eau minérale pour l'emploi de l'alcool absolu. Du reste, nous pouvons affirmer avoir rencontré dans les échantillons de sel marin, du chlorure de calcium mêlé à du sulfate de soude. (Observations sur les sels de l'Océan, par M. Roux. — *Revue maritime et coloniale*, 1868).

Le chlorure de sodium existe en quantité notable dans l'eau artésienne. Sa proportion s'élève à 0g,77894 par litre. Ce sel contribue d'une manière active à l'action tonique, stimulante, de l'eau minérale. On en saisit la présence dans les buées de la piscine, et son existence au milieu de ces vapeurs nous rappelle que l'eau de la mer abandonne à l'atmosphère du littoral du chlorure de sodium facile à reconnaître à des distances considérables.

Nous avons démontré l'existence de ce sel dans l'eau pluviale de Rochefort et de la Tremblade, en faisant usage d'une solution titrée d'azotate d'argent, dont nous avons fait connaître la composition. La proportion de chlorure variait depuis 0g,0108 jusqu'à 0g,0540. Elle était plus forte quand les vents soufflaient dans la direction de l'ouest et du sud-ouest que dans celles du nord, nord-ouest et nord-est. Le voisinage de la mer, sur laquelle passent quelques-uns de ces vents explique, ces différences qui sont encore plus sensibles à la Tremblade qu'à Rochefort. L'évaporation ou l'entraînement mécanique du sel à la surface de l'Océan rend compte de sa diffusion dans les vapeurs de la piscine. Il y a là un élément de plus avec lequel il faut compter dans l'administration de l'eau artésienne en inhalations, en douches ou en bains.

Le chlorure de sodium forme plus de la septième partie des

produits contenus dans l'eau de Rochefort. Il a pour origine et point de départ l'action de la nappe aquifère sur le sel enfoui dans les couches profondes du sol et qui provient des mers antédiluviennes.

Iode. — L'iode est facilement reconnu dans l'eau artésienne en réagissant à l'aide de l'acide azotique et de la colle d'amidon sur les eaux-mères de 40 à 50 litres de liquide. La liqueur prend immédiatement une couleur bleue, indice caractéristique de l'iodure de l'amidon. On procède d'une manière plus sûre à la séparation du métalloïde, en évaporant avec précaution, à une température inférieure à 100°, 50 litres d'eau minérale mêlés à 100 grammes de potasse à l'alcool, parfaitement exempte d'iode. Le résidu traité, à trois reprises, par l'eau distillée chaude, donne un liquide que l'on concentre à siccité. Le produit épuisé par l'alcool à 82° livre une solution que l'on évapore. La matière desséchée avec précaution et dissoute dans l'eau fournit alors une liqueur dans laquelle l'emploi des réactifs permet de reconnaître facilement la présence de l'iode. L'eau de Rochefort se range donc parmi les eaux minérales iodées.

L'existence de l'iode, prévue par Davy dans l'eau de l'Océan, n'a bien été établie ou reconnue dans les eaux minérales que par le pharmacien piémontais Angelini. Plus tard, Cantu, constatant la présence de ce corps dans l'eau sulfureuse de Castel-Nuovo d'Asti, renommée pour la guérison du goître et autres affections du système glandulaire, annonçait que l'iode existait dans toutes les eaux sulfureuses contenant en même temps des chlorures.

Depuis cette époque, un grand nombre d'analyses ont démontré que si la diffusion de cet intéressant métalloïde était moins considérable que celle de divers principes minéralisateurs, il n'en existait pas moins dans un grand nombre d'eaux minérales de composition différente et surtout dans les eaux chlorurées.

L'iode paraît être à l'état d'iodure de sodium dans l'eau artésienne. Son origine est due aux dépôts salins que la nappe aquifère a probablement traversés ou drainés. M. Bussy, après avoir découvert ce corps dans la houille de Commentry, rapporte sa présence au milieu de quelques eaux minérales, à la réaction des pyrites en voie de combustion sur le sel marin des houillères, jadis baignées par les mers. Suivant M. Lefort, ce sont des végétaux aquatiques convertis en houille, qui, aux prises avec les eaux souterraines, leur donne l'iode signalé par l'analyse.

La proportion d'iodure contenue dans l'eau de Rochefort se traduit par une fraction presque impondérable ; le titrage de ce corps exige donc des précautions minutieuses. Laissant de côté l'emploi du permanganate de potasse, de l'acide sulfureux, de l'arsénite de soude, nous l'avons effectué de deux manières. La première consiste à traiter comparativement par le chlore et le chloroforme une solution d'iodure sodique titrée au milligramme et la liqueur artésienne, obtenue comme nous l'avons indiqué ci-dessus. On verse dans les deux liquides du chloroforme et de l'eau chlorée jusqu'à ce que le perchlorure de formyle ne se colore plus en violet. Sachant que 10 grammes d'une solution d'iodure de sodium au titre de 0g,004 exigent 14 gouttes d'hydrochlore pour atteindre ce résultat et que la même quantité de liqueur artésienne emploie 22 gouttes d'eau chlorée, il suffit d'une simple proportion pour connaître le chiffre de l'iodure de sodium existant dans l'eau minérale. La seconde méthode se recommande par sa simplicité et sa rapide exécution. On verse dans une solution titrée d'iodure de sodium (4 milligrammes de sel pour 10 grammes d'eau) 2 grammes d'eau d'amidon, et l'on ajoute au mélange, à l'aide d'une burette graduée, de l'eau chlorée jusqu'à disparition de la couleur bleue produite. En agissant sur un même volume de liqueur artésienne additionnée d'eau d'amidon, on peut, à l'aide d'une proportion qui porte sur le nombre de gouttes d'eau chlorée employées dans les deux expériences, apprécier d'une manière suffisamment exacte la quantité d'iodure contenue dans l'eau minérale. D'après diverses expériences, le chiffre de l'iodure de sodium s'élèverait par litre à 0g,00113.

Nous avons employé ces divers procédés pour rechercher l'iode dans les conferves qui se développent avec une étonnante rapidité au milieu des fossés de l'Hôpital de la marine remplis d'eau artésienne. Ces plantes, composées de tubes cylindriques verdâtres, coupées de diaphragmes, renferment dans leurs élégantes cavités des myriades de spores. 100 grammes de conferves desséchées, bouillies avec une dissolution de potasse pure, ont fourni un liquide que l'on a évaporé à siccité. Le résidu calciné a été repris par l'alcool ; la solution chauffée a livré un produit qui renfermait 0g,054 d'iodure alcalin. En soumettant à des recherches semblables 100 grammes de conferves roulées par le flot sur le littoral de la Tremblade, nous n'avons pu titrer dans ces plantes desséchées, au delà de 0g,005 d'iodure. La différence est énorme. Les végétaux qui pullulent dans les fossés de l'Hôpital puisent donc dans l'eau artésienne des proportions d'iode plus considérables que ceux qui vivent dans l'eau de l'Océan. Nous avons contrôlé ces expériences en traitant de la même manière que ci-dessus 100 grammes de conferves desséchées à 100° et recueillies au milieu d'un réservoir alimenté par l'eau de la Charente. Le résultat a été décisif, car les quantités d'iodure trouvées étaient impondérables.

Les végétaux développés dans l'eau minérale de Rochefort lui enlèvent donc l'iode qu'elle renferme; semblables aux fucacées, aux laminariées, aux ulvacées dont le feuillage anime les profondeurs de l'Océan, ils trient l'iode de préférence au brome. L'analyse, qui permet de distinguer des proportions relativement considérables d'iodure dans leurs frêles tissus, est impuissante pour y déceler des quantités appréciables de bromure. Ce fait est d'autant plus remarquable que le chiffre du bromure de sodium dans l'eau artésienne prime celui de l'iodure. Il existe donc dans le règne végétal un véritable antagonisme entre les iodures et les bromures. La porte ouverte aux premiers est positivement fermée aux derniers. Il serait intéressant de chercher à pénétrer le mystère de ces singulières préférences.

L'iodure de sodium confie-t-il des qualités particulières à l'eau de Rochefort? Le fait est plus que probable. L'expérience nous dira si elle peut être employée avec succès contre les diathèses lympathique, scrofuleuse, et la cachexie syphilitique. On peut assurer qu'elle s'est prononcée pour l'affirmative dans le traitement des affections lymphatiques et scrofuleuses.

Brome. — Le brome, voisin par ses propriétés du chlore et de l'iode, existe également dans l'eau artésienne.On constate la présence du bromure de sodium en traitant l'eau, convenablement concentrée par le chlore et le chloroforme. Le liquide donne d'abord la réaction de l'iode, c'est-à-dire que le chloroforme se colore en beau bleu violacé; mais, en introduisant une proportion un peu plus considérable de chlore, la couleur violette disparaît pour faire place à une teinte jaune rougeâtre, indice de la présence du brome. Ce procédé, que j'ai signalé il y a plus de six ans, dans un mémoire relatif à l'analyse de l'eau de la mer Morte (*Archives de medecine navale*, janvier 1864), peut être employé pour titrer le brome, de préférence aux moyens indiqués par MM. Rose et Usiglio.

Ce métalloïde existe à l'état de bromure dans notre eau minérale. On sait que l'analyse le signale au milieu d'un grand nombre de sources minérales. Dans quelques-unes la proportion des bromures est telle, qu'on ne peut s'empêcher de considérer ces sels comme des agents de minéralisation très importants. Dans les sources de Nauheim, la quantité de bromure de magnésium varie de 5 à 10 milligrammes. L'eau de la Méditerranée contient 0g,556 de bromure de sodium. J'ai trouvé jusqu'à 3g,64 de bromure de magnésium dans l'eau de la mer Morte, puisée, le 24 avril 1862, par M. l'abbé Person.

Nous avons déterminé la proportion de bromure contenue dans l'eau artésienne en plaçant le liquide provenant du traitement que j'ai indiqué pour l'iode, dans un petit flacon bouché à l'émeri, ajoutant au mélange quelques grammes de chloroforme, et introduisant goutte à goutte de l'eau chlorée. Par l'agitation, le chloroforme se charge de l'iode mis à nu ; on isole, à l'aide d'un petit entonnoir à robinet, la liqueur colorée et l'on continue l'opération jusqu'à ce que le chloroforme ne se nuance plus en rose violacé. Arrivé à ce point, on renouvelle l'addition du chlore et du chloroforme, le bromure se décompose, et le perchlorure de formyle se teinte en jaune rougeâtre. En poursuivant l'emploi de l'eau chlorée et du chloroforme, il arrive un moment où ce dernier ne se colore plus. Si l'on agit par comparaison sur une dissolution titrée d'iodure et de bromure, on peut, en tenant compte de la proportion de chlore employée dans les deux expériences, connaître d'une manière assez exacte la richesse du liquide en iodure et en bromure.

Ce titrage peut être contrôlé en isolant d'abord l'iode et en procédant ensuite à la séparation du brome par l'addition de l'acide azotique et du chloroforme ou de l'éther. Le liquide éthéré chargé de brome, versé dans une dissolution de nitrate d'argent, donne du bromure d'argent que l'on pèse avec soin après l'avoir lavé et séché. Le composé bromé peut être alors rigoureusement titré par les procédés de MM. H. Rose et Usiglio.

D'après nos recherches, l'eau minérale renferme 0g,00392 de bromure de sodium par litre. Nul doute que ce sel ne contribue à lui donner des propriétés toniques et sensiblement excitantes. Personne n'ignore les bons effets des bromures dans le traitement de la cachexie scrofuleuse, des maladies syphilitiques invétérées, du rachitisme, des tumeurs des os et des affections chroniques des voies respiratoires.

Infusoires. — Nous n'avons pu rencontrer des quantités appré-

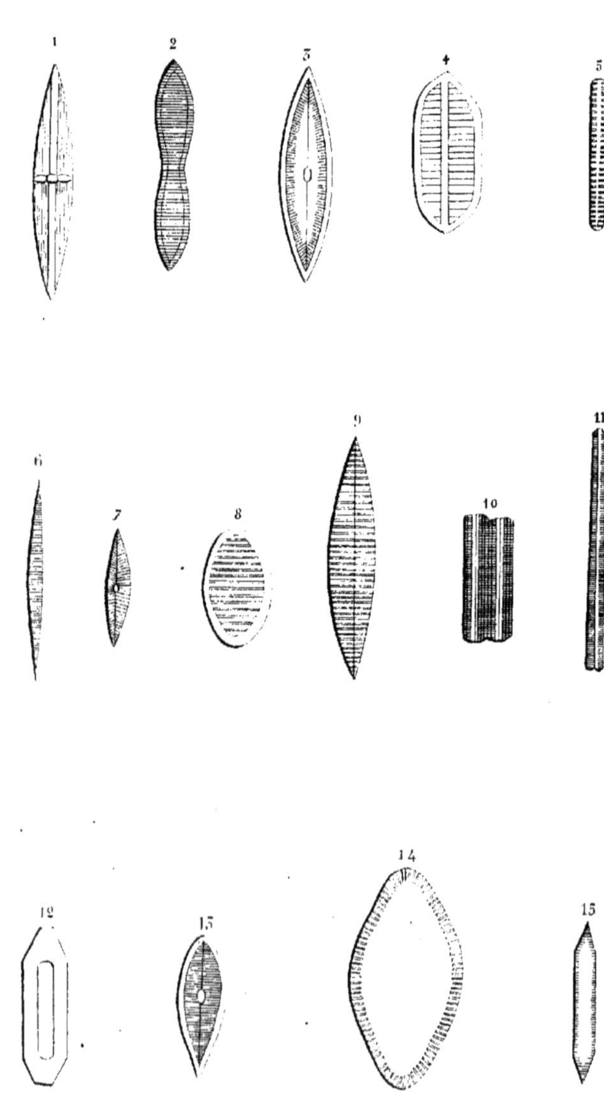
1
2
3
4
5
6
7
8
9
10
11
12
13
14
15

ciables de bromure dans les conferves développées au milieu des fossés de l'Hôpital de la marine. En examinant ces végétaux nous avons trouvé à leur surface et sur la terre qui les recouvrait un grand nombre d'infusoires, diatomées de quelques auteurs. Ces organismes microscopiques peuvent être isolés de la vase adhérente aux conferves, en promenant à la surface de celle-ci un pinceau humide qui s'en empare. Le produit séparé, bouilli avec de l'eau additionnée de son volume d'alcool, abandonne un dépôt que l'on fait chauffer pendant une ou deux heures au milieu de l'acide azotique. En étendant d'eau distillée, décantant à diverses reprises, on finit par obtenir ces singuliers infusoires dans un état satisfaisant de pureté.

Nous devons la détermination de ces organismes à l'affectueuse obligeance d'un micrographe habile, M. Mouchet, juge au tribunal civil de Rochefort.

Leurs formes sont rappelées dans les figures suivantes : nº 1, *Stauroneis gracilis* ; nº 2, *Surirella solea* ; nº 3, *Pinnularia inæqualis* ; nº 4, non déterminé ; nº 5, *Odontidium mutabile* ; nº 6, *Synedra acicularis* ; nº 7, *Navicula viridula* ; nº 8, *Denticula inflata* ; nº 9, *Pinnularia radiosa* ; nº 10, *Denticula sinuata* ; nº 11, *Synedra radians* ; nº 12, non déterminé ; nº 13, *Gomphronema lanceolatum* ; nº 14, *Surirella ovalis*.

(VOIR LA PLANCHE CI-CONTRE)

Fer. — On sait que l'eau artésienne, claire et limpide au sortir du tube d'émergence, se rouille peu à peu au contact de l'air en abandonnant un dépôt jaune rougeâtre, formé en grande partie de sesquioxyde de fer hydraté. Ce caractère, joint à sa saveur atramentaire et aux réactions fournies par l'alcoolé de noix de galle, l'acide tannique, est complété par les colorations produites à l'aide du ferrocyanure et du sulfocyanure de potassium. L'eau de Rochefort porte donc le cachet distinctif des eaux ferrugineuses. Le métal s'y trouve à l'état de bicarbonate de protoxyde de fer. Ce sel se décompose lentement au contact de l'air, perd de l'acide carbonique et se transforme en oxyde de fer hydraté. La totalité du métal ne se précipite pas de l'eau minérale, car en filtrant le liquide conservé durant quelque temps dans un vase ouvert, on peut, par l'évaporation, obtenir un résidu dans lequel les réactifs constatent facilement sa présence. Deux expériences entreprises au mois d'avril 1869, m'ont fourni de 12 à 20 dixmilligrammes de sesquioxyde de fer.

Le fer a été séparé de l'eau artésienne par deux procédés. Dans le premier, le produit de l'évaporation de 10 litres traité par l'acide chlorhydrique, évaporé à siccité, repris par l'eau et filtré, a fourni par l'ammoniaque un dépôt que l'on a privé d'alumine en le chauffant avec une dissolution de potasse pure. L'oxyde de fer, isolé de l'oxyde de manganèse, a été chauffé et pesé avec précaution. Le second procédé, plus prompt, aussi sûr, est celui de M. Marguerite. Nous l'avons mis en usage pour constater et suivre les oscillations que la quantité de fer a subies dans l'eau artésienne.

Au mois de juin 1868, la proportion de ce métal correspondait à 0g,035 de bicarbonate de fer. Plus tard, elle atteignait 0g,0375, puis 0g,0377. Au mois d'octobre 1870, la quantité de fer s'élevait à 0g,01785, correspondant à 0g,02295 de protoxyde. En retranchant les traces de cet oxyde associé à l'acide arsénique et aux matières organiques, rappelant les acides crénique et apocrénique, il reste une proportion de fer représentant 0g,05066 de bicarbonate de protoxyde de fer par litre.

Si l'on se rappelle que la quantité de fer est toujours très faible dans les eaux ferrugineuses et que les plus riches contiennent à peine 5 centigrammes de sel de fer, on comprend l'importance que peut donner à un traitement médical la proportion de métal existant dans l'eau de Rochefort. Notre eau minérale pourra donc être usitée dans les maladies où les états simplement constitutionnels dans lesquels le sang présente un appauvrissement de son élément ferreux ou globulaire. C'est surtout dans les anémies accidentelles que l'eau artésienne pourra contribuer à la reconstitution du sang, parce que rien ne vient s'opposer à l'assimilation du fer.

Il en sera de même dans la chlorose légère, où la disposition contraire de l'organisme est facile à surmonter ; mais il est plus que probable que notre eau minérale ne sera plus qu'un adjuvant utile dans les chloroses ou chloro-anémies profondes et constitutionnelles, auxquelles on doit opposer les toniques variés, les changements d'air, les voyages, la médication maritime, etc.

Manganèse. — Le manganèse, ce satellite du fer, ne se trouve qu'en proportion presque impondérable dans l'eau de Rochefort. Il existe, comme celui-ci, à l'état de bicarbonate. On peut le titrer dans les dépôts formés au milieu de la piscine ou dans le résidu fourni par l'évaporation de 100 litres. Il est cependant plus facile et plus sûr d'agir sur le dépôt de la piscine, dont on dissout 10 grammes, par exemple, dans l'acide chlorhydrique pur. La solution étendue d'eau cède à un excès d'ammoniaque, de l'oxyde de fer et de l'oxyde de manganèse mêlés à des traces d'alumine. Le précipité privé d'alumine par la potasse est attaqué par l'acide chlorhydrique. On traite alors la liqueur par l'ammoniaque, de manière à lui laisser une réaction légèrement acide, et on isole le fer par le succinate d'ammoniaque. La solution filtrée abandonne, par la concentration, de nouvelles quantités de succinate de fer. On évapore à siccité et l'on calcine. Le résidu rougeâtre dissous avec précaution dans l'acide chlorhydrique fournit un liquide qui est soumis à l'action de l'eau chlorée et précipité par l'ammoniaque. L'oxyde de manganèse recueilli, chauffé dans un creuset avec quelques gouttes d'acide azotique, passe à l'état d'oxyde rouge de manganèse MN^3O^4 que l'on transforme en protoxyde de manganèse, MN O.

Cet oxyde est facile à caractériser en le chauffant jusqu'à fusion dans un creuset d'argent, avec de l'azotate de potasse ; on produit ainsi du manganate de potasse, dont les caractères sont connus.

On décèle encore des traces de manganèse en faisant bouillir le produit qui en renferme, avec quinze ou seize fois son poids d'hypochlorite de soude : le mélange se colore en rouge plus ou moins vif par la formation du permanganate de soude.

Un autre procédé pour saisir des quantités presque impondérables de manganèse dans le dépôt artésien, consiste à le traiter par de l'acide azotique étendu et une faible proportion d'oxyde pur de plomb : la liqueur prend par l'ébullition une teinte rose tout à fait caractéristique due à l'acide permanganique.

Les divers essais auxquels nous avons procédé pour titrer le manganèse, ont été entrepris sur les dépôts recueillis dans la piscine et représentant une quantité connue d'eau artésienne. Nos recherches fixent à 0g,0015 de bicarbonate de protoxyde de manganèse la proportion de ce sel contenue dans un litre d'eau.

Cuivre. — Divers chimistes, entre autres M. Walchner, ont admis la présence du cuivre dans la plupart des eaux ferrugineuses. M. Chatin a signalé son existence dans celles de Trianon et de Luxeuil ; MM. Keller et Will, dans celles de l'Allemagne ; M. Marchand, dans l'eau de Valmont (Seine-Inférieure) ; MM. Fresenius et Liebig ont trouvé du cuivre dans celles de Wiesbaden et d'Aix-la-Chapelle ; M. Filhol l'a rencontré dans les sources de Bagnères-de-Luchon ; enfin, MM. Malaguti et Durocher l'ont trouvé dans les fucus de l'Océan.

Le cuivre possède-t-il une diffusion aussi grande que le disent plusieurs chimistes ? Ce métal ne peut-il pas se trouver accidentellement dans les eaux ? Cette dernière question a de l'importance. M. Bouquet a déclaré que le cuivre signalé par M. Henry dans l'eau de Vichy, a pour origine l'influence du liquide sur les robinets en cuivre servant à distribuer l'eau minérale. Dans un mémoire, inséré, en 1870, aux *Archives de médecine navale*, nous avons annoncé la présence de ce métal dans les eaux de puits soulevées par des pompes en cuivre. Nos recherches ont été impuissantes pour rencontrer ce produit dans l'eau des puits munis de pompes en bois. Le fait nous paraît avoir de l'importance aux points de vue de l'hygiène et de l'hydrologie.

La nature ferrugineuse de l'eau de Rochefort m'avait fait soupçonner, de prime abord, l'existence du cuivre. Mes doutes se sont transformés en certitude, car diverses investigations m'ont permis de l'isoler et de reconnaître que les robinets et tuyaux débitant ou conduisant l'eau artésienne ne sont pour rien dans sa présence. On peut isoler le métal en traitant 30 grammes de dépôt artésien par l'acide chlorhydrique pur et l'ammoniaque. La liqueur filtrée, concentrée avec soin, est traversée par un courant d'hydrogène sulfuré après l'avoir acidulée. Le dépôt brunâtre qui se produit, dissous dans quelques gouttes d'acide chlorhydrique et azotique, livre un liquide dans lequel l'ammoniaque, le ferrocyanure de potassium, la lame de fer, le gaz sulfhydrique, accusent nettement la présence du cuivre.

Arsenic. — Ajoutons l'arsenic aux nombreux et intéressants produits que nous avons signalés dans l'eau artésienne. C'est à un pharmacien militaire, M. Tripier, que la science est redevable de la découverte de ce métalloïde en hydrologie. MM. O. Henry, Chevalier, ont confirmé les recherches de ce chimiste. Walchner a trouvé l'arsenic dans les dépôts ferrugineux de plusieurs sources de la Forêt-Noire, de Wiesbaden, de Schwalbach, d'Ems, de Pyrmont. Cet observateur a conclu de ses expériences que toutes les eaux ferrugineuses étaient arsenicales, et, de plus, imprégnées de cuivre. MM. Chevalier et Gobley, reprenant les travaux de Walchner, ont admis que certains dépôts ocreux fournis par des eaux minérales ne renferment que de l'oxyde de fer, tandis que d'autres contiennent en outre du cuivre et de l'arsenic. Ces chimistes ont démontré que l'arsenic ne se trouve pas seulement dans les eaux ferrugineuses, mais encore dans d'autres qui ne renferment pas de proportions appréciables de fer. Ils ont fait observer que l'arsenic confie à ces eaux des propriétés thérapeutiques incontestables, mais que, en raison de sa minime quantité, il ne peut donner lieu à aucun accident.

Le principe arsenical de l'eau minérale de Rochefort provient probablement des minerais ferrugineux que la nappe atteint dans sa course. Au dire de plusieurs auteurs, ce métalloïde existe dans les eaux minérales à l'état d'arséniate de soude ; d'après d'autres, à l'état d'arséniate de chaux. Il en est qui admettent l'existence de l'arséniate de fer. C'est dans cet état que nous croyons l'avoir rencontré au milieu des dépôts de la piscine.

On démontre la présence de l'arsenic en évaporant à siccité, et à une douce température, 50 litres d'eau mêlés à 100 grammes de potasse à l'alcool pure. Le résidu additionné d'acide sulfurique pur, étendu d'eau, est maintenu durant quelques heures à l'étuve. La liqueur jetée sur une toile neuve, filtrée et concentrée, donne des taches caractéristiques avec l'appareil de Marsh. On peut encore affirmer l'existence de l'arsenic en faisant traverser ce liquide par un courant d'hydrogène sulfuré : le sulfure recueilli après vingt-quatre heures de repos est traité par les procédés ordinaires qui livrent le métalloïde.

Ces procédés sont évidemment impuissants pour titrer l'arsenic dans l'eau artésienne ; mais, en agissant sur le dépôt ferrugineux de la piscine représentant une quantité déterminée de liquide, on peut connaître sa richesse en principe arsenical.

La laque ferrugineuse fournie par 1,200 litres d'eau thermale, chauffée durant quatre heures, à une douce température, avec une solution de 30 grammes de potasse pure, en remplaçant l'eau au fur et à mesure de son évaporation, a donné un liquide que l'on a traité, après filtration, par l'acide sulfurique ; la solution a été versée dans un appareil de Marsh, muni de deux tubes, dont l'un contenait de la ponce sulfurique, tandis que l'autre, pesé avec soin, était entouré d'une feuille de cuivre chauffée. L'augmentation du poids du tube après la séparation du métalloïde a fait connaître la proportion de ce dernier. Comme contrôle de l'analyse, nous avons pesé le tube après en avoir isolé l'arsenic. L'appareil employé dans ces expériences était terminé par un ballon contenant de l'acide azotique. Ce vase, placé en sentinelle avancée, absorbait le peu d'hydrogène arsénique non décomposé par la chaleur, et le transformait en eau et en acide arsénique, d'où l'azotate d'argent isolait de l'arséniate d'argent facile à peser.

Ce procédé est au moins aussi exact que ceux qui consistent à conduire directement l'hydrogène arsénique dans l'acide azotique ou dans un tube chauffé, contenant une spirale de cuivre.

L'existence de l'arsenic dans l'eau de Rochefort lui confie-t-elle des propriétés altérantes particulières ? La question est intéressante à élucider. Il est certain que la présence, même en très faible proportion, d'un principe aussi énergique, ne saurait être indifférente, et l'on comprend que, lorsqu'il se rencontre, en quantité notable, dans des eaux à peine minéralisées, comme celles de Plombières, on se trouve porté à lui faire une grande place dans leur action thérapeutique ; mais en est-il de même pour l'eau artésienne minéralisée par un grand nombre de principes salins ? Nous le pensons, nous le croyons fermement, et l'expérience viendra sans doute donner sa sanction à cette manière de voir. D'après nos recherches, l'eau de l'Hôpital maritime contient par litre 0g,00027 d'arséniate ferreux, ou 0g,0004 d'acide arsénique.

Acide sulfurique. — L'existence de l'acide sulfurique dans l'eau artésienne ne peut faire l'objet d'aucun doute, car, additionnée d'acide azotique, elle précipite abondamment par le chlorure barytique. Le sulfate recueilli, lavé et calciné, laisse un résidu que l'on chauffe de nouveau après l'avoir arrosé de quelques gouttes d'acide sulfurique. Le poids de l'acide a varié depuis quelque temps. Dans nos dernières expériences, nous avons titré 2g,81207 d'acide sulfurique par litre.

Silice. — La silice est recueillie en ajoutant au résidu de l'évaporation de l'eau un excès d'acide chlorhydrique ; on réduit le tout en un produit sec et on le fait digérer avec de l'acide. Le mélange est ensuite étendu d'eau, chauffé et jeté sur un filtre. Celui-ci calciné fournit l'acide silicique, dont le poids, d'après plusieurs essais, s'élève à 0g,00742.

Alumine. — Les procédés ordinaires permettent d'effectuer la séparation de l'alumine. La quantité contenue dans un litre d'eau a varié ainsi que celle de la silice. Nous avons titré 0g,00174 de cette base.

Acide phosphorique. — Nous signalerons encore l'acide phosphorique au nombre des principes contenus dans l'eau de Rochefort. Cet acide existe à l'état de phosphate de fer ; sa présence est décelée en traitant 30 grammes du dépôt recueilli dans la piscine par une solution de potasse pure. Le mélange chauffé durant quatre heures, en remplaçant l'eau au fur et à mesure de son évaporation, on filtre avec précaution, on sature la liqueur par l'acide sulfurique, on la décompose par un excès d'ammoniaque. La solution, additionnée de sulfate de magnésie ammoniacal, laisse précipiter, après vingt-quatre heures d'attente, de l'arséniate et du phosphate ammoniaco-magnésien. Une partie de ce précipité, traitée par l'acide sulfurique et versée dans l'appareil de Marsh, fournit de l'arsenic. L'autre partie, projetée dans un tube contenant du molybdate d'ammoniaque mélangé d'acide azotique, donne, quand on le chauffe, une liqueur d'un jaune magnifique.

Le mélange livré au repos laisse déposer une poudre jaunâtre formée de phospho-molybdate d'ammoniaque.

L'emploi de ce joli réactif est préférable à celui de l'azotate acide de bismuth recommandé par quelques auteurs.

Chaux, magnésie, potasse et soude. — Un volume déterminé d'eau minérale, additionné d'hydrochlorate d'ammoniaque, et, en dernier lieu, de phosphate de soude, a livré la chaux et la magnésie que l'on a recueillies par les procédés ordinaires. La proportion de la chaux s'élève à 0g,79532, celle de la magnésie à 0g,16363.

La soude et la potasse, isolées en suivant les moyens connus, atteignent les chiffres suivants : soude : 1g,52761 ; potasse : 0g,00215.

Lithine. — La lithine figure pour des traces dans la composition de l'eau de Rochefort. Il faut, en effet, de longues et minutieuses manipulations pour en démontrer la présence. En chauffant 25 litres d'eau avec 100 grammes de carbonate de soude pur, réduisant le mélange à 800 grammes, et jetant le tout sur un linge neuf, puis sur un filtre de papier Berzelius, on obtient un liquide que l'on évapore à siccité après l'avoir saturé par l'acide chlorhydrique. Le résidu salin, épuisé, à cinq reprises, à la température du bain-marie par l'alcool à 99°, fournit une liqueur que l'on distille et que l'on évapore à siccité. Le produit contenant des traces de chaux, est repris par l'acide chlorhydrique, l'ammoniaque et l'oxalate d'ammoniaque. La solut ionfiltrée, évaporée, donne un composé que l'on calcine. Ce dernier, dissous dans quelques gouttes d'eau acidulée par l'acide chlorhydrique, livre une solution que l'on concentre et divise en deux parties. La première, réduite en sirop et mêlée à parties égales d'alcool et d'éther, brûle avec une flamme pourpre. La seconde, additionnée de quelques gouttes de soude caustique pour isoler des traces de chaux et de magnésie, abandonne, avec l'ammoniaque et le phosphate de soude, un précipité blanc gélatineux de phosphate de soude et de lithine. Ce dépôt, recueilli après quelques heures, apparaît, au microscope, sous la forme d'aiguilles élégantes, prismatiques, entrelacées.

Chlorures de calcium et de magnésium. — En épuisant, à diverses reprises, par l'alcool absolu, le produit de l'évaporation de l'eau artésienne, nous avons obtenu des proportions appréciables de chlorures de calcium et de magnésium. Plusieurs analyses ont fourni comme moyennes 0g,01720 de chlorure de calcium et 0g,03153 de chlorure de magnésium.

De longues et minutieuses investigations ne nous ont pas permis, jusqu'à ce jour, de rencontrer des fluorures dans l'eau de Rochefort. Nous n'avons pas été plus heureux dans la recherche du cæsium et du rubidium. L'emploi du spectroscope n'a fourni que des résultats négatifs.

Composition. — Les analyses que nous avons faites de l'eau artésienne à diverses époques, ont présenté quelques faits intéressants.

En tenant compte des résultats obtenus, nous avons indiqué, dans un premier tableau, la proportion et la nature de ses principes élémentaires. Dans le second, nous avons exposé la formule que l'on peut attribuer hypothétiquement, et par le calcul, à ce liquide.

Quelque parfaits que soient les procédés analytiques, il n'en est pas moins vrai qu'il est difficile d'établir d'une manière certaine l'arrangement des divers principes tenus en dissolution dans une eau minérale. On s'explique ainsi comment divers chimistes ont préféré indiquer ou signaler les éléments des corps plutôt que leurs combinaisons, telles que l'analyse les sépare. Il faut cependant reconnaître que la composition de l'eau présentée de la sorte, n'est pas aussi intelligible que celle énoncée d'après des conventions arbitraires, mais qui ne sont pas erronées. Ainsi, la concentration de notre eau minérale détermine la séparation ou la cristallisation du sulfate de chaux, du sulfate de soude, du chlorure de sodium. On ne voit pas trop à quelle erreur on s'exposera en annonçant qu'elle renferme du sulfate de chaux, du sulfate de soude, plutôt que de la chaux, de la soude, de l'acide sulfurique et du chlore. Pourquoi hésiterions-nous à affirmer l'existence des bicarbonates de chaux et de fer quand nous voyons l'eau se troubler par l'ébullition, dégager de l'acide carbonique et déposer du carbonate de chaux et du sesquioxyde de fer. L'acide carbonique que l'eau de l'Hôpital maritime exhale par l'ébullition, s'y trouve donc en très grande partie, à l'état de combinaison saline. En effet, les carbonates de chaux et de magnésie, les oxydes de fer et de manganèse sont dissous à l'état de bicarbonate.

Il est encore certain que l'iode et le brome, accusés dans le résidu de l'évaporation de l'eau, existent dans ce liquide à l'état de bromure et d'iodure alcalin. Il est plus que probable que le principe électro-positif de ses sels n'est autre chose que la soude.

L'arsenic a été dosé à l'état élémentaire et l'acide phosphorique à l'état de phosphate. Nous admettons que ces deux corps sont à l'état d'arséniate et de phosphate de protoxyde de fer, tout en convenant que la base de ces deux sels pourrait bien être autre chose que celle signalée dans nos recherches. En somme, les considérations mises à profit pour assigner une formule chimique, rationnelle, à l'eau de Rochefort, sont basées tout à la fois sur les résultats de l'analyse, sur les propriétés physiques de cet intéressant liquide, sur l'ordre d'affinité des acides avec les bases, et sur la nature des terrains d'où s'échappe la nappe aquifère. Voici la composition ou la formule élémentaire attribuée par nos analyses à l'eau artésienne :

FORMULE ÉLÉMENTAIRE.

EAU ARTÉSIENNE. UN LITRE.

Température . . . . 40°60

Densité . . . . 1°,0053

				Grammes.
Azote	17^{cc},11.	température de 0°.	pression de 0^{m},760^{mm}.	
Acide carbonique. . . .	60 04	—	—	0,11911
Acide sulfhydrique . . .	—	—	—	0,00067
Acide sulfurique. . . .	—	—	—	2,81207
Acide silicique.	—	—	—	0,00742
Acide arsénique	—	—	—	0,00004
Acide phosphorique. . .	—	—	—	traces.
Matières organiques rappelant les acides crénique et apocrénique . .	—	—	—	0.00027
Chlore.	—	—	—	0,51359
Iode	—	—	—	0,00096
Brome	—	—	—	0,00305
Soude.	—	—	—	1,52761
Potasse.	—	—	—	0,00215
Chaux.	—	—	—	0,79532
Magnésie	—	—	—	0.16363
Ammoniaque	—	—	—	0,00326
Alumine.	—	—	—	0,00174
Lithine	—	—	—	traces.
Protoxyde de fer. . . .	—	—	—	0,02295
Protoxyde de manganèse.	—	—	—	0.00007
Cuivre	—	—	—	traces.
Eau combinée	—	—	—	0,10200
Perte	—	—	—	0,01000
			TOTAL	6,08591

L'étude des caractères et des réactions physiques et chimiques de l'eau minérale nous porte encore à lui assigner la composition suivante :

FORMULE EMPIRIQUE.

EAU ARTÉSIENNE. UN LITRE.

Temperature . . . . 40°60

Densité. . . . . 1°,0053

				Grammes
Azote	17°	température de 0°,	pression de 0m,760mm.	0,00504
Acide carbonique libre. .	2	—	—	0.00067
Acide sulfhydrique libre.	—	—	—	2.55005
Sulfate de soude. . . .	—	—	—	1,80956
Sulfate de chaux. . . .	—	—	—	0,46560
Sulfate de magnésie. . .	—	—	—	0,77894
Chlorure de sodium. . .	—	—	—	0,01720
Chlorure de calcium. . .	—	—	—	0,03155
Chlorure de magnésium .	—	—	—	0,00968
Chlorure d'ammonium. .	—	—	—	0,00392
Bromure de sodium. . .	—	—	—	0,00113
Iodure de sodium. . . .	—	—	—	0.11057
Bicarbonate de chaux . .	—	—	—	0,02699
Bicarbonate de magnésie.	—	—	—	
Bicorbonate de protoxyde de fer.	—	—	—	0,05066
Bicarbonate de protoxyde de maganèse.	—	—	—	0,00015
Arséniate de protoxyde de fer.	—	—	—	0,00067
Silicate de potasse . . .	—	—	—	0,00421
Silicate d'alumine . . .	—	—	—	0,00720
Silicate de lithine. . . .	—	—	—	traces.
Phosphate de protoxyde de fer.	—	—	—	traces.
Cuivre	—	—	—	traces.
Matieres organiques rappelant les acides crénique et apocrénique . .	—	—	—	0,00067
Eau combinée	—	—	—	0,10200
Perte.	—	—	—	0,01000
			TOTAL.	5,98606

En ajoutant aux chiffres obtenus, l'oxygène revenant aux bases des chlorures, bromures, iodures de sodium, de calcium et de magnésium, dont le poids s'élève à 0g,11471, on obtient, pour le résidu d'un litre d'eau, 6g,10077, c'est-à-dire 14 miligrammes en plus du chiffre fourni par l'analyse élémentaire : ce qui est tout à fait insignifiant.

Formation de l'eau artesienne. — Si nous cherchons à expliquer l'origine des produits existant dans l'eau artésienne, nous rappellerons que l'eau exerce sur la plupart des corps une action si dissolvante qu'il est rare de la rencontrer pure. Tantôt elle court à la surface du sol, le lessive et entraîne avec elle un grand nombre de substances minérales et de matières organiques ; tantôt elle s'infiltre dans le sein de la terre et se trouve, à mesure qu'elle chemine, en contact avec des produits inorganiques ; elle s'en empare et s'en charge en proportion d'autant plus considérable qu'elle pénètre plus profondément, car son pouvoir dissolvant augmente avec la pression et la température qu'elle acquiert. Il est probable, d'après ces faits, que les sels tenus en dissolution dans notre eau minérale, tels que les sulfates de soude et de chaux, le sulfate de magnésie, le chlorure de sodium, les iodures et bromures de sodium, sont originaires des couches appartenant à la période salino-magnésienne. L'eau qui mord et draine ces terrains en isole les sels avec d'autant plus de facilité que son influence est surexcitée par une haute température et une énorme pression.

Son pouvoir dissolvant sur certaines roches plutoniques explique la présence des silicates d'alumine, de lithine et de potasse. L'énergique réaction de la vapeur d'eau, du gaz carbonique et d'une haute température sur des couches de nature diverse, rend un compte satisfaisant de l'existence des bicarbonates de chaux, de magnésie et même de soude dans l'eau de Rochefort. La présence des pyrites ou du sulfure de fer au milieu des terrains traversés par la soude révèle la transformation de ces produits en sulfate de fer sous l'action de l'air et de l'eau. L'oxygène de l'air étant absorbé par les pyrites et les matières organiques, on comprend l'apparition de ces torrents d'azote, dont les bulles, pressées les unes sur les autres, pétillent à la surface de la nappe artésienne. Le sulfate de fer, une fois formé, se trouve aux prises avec du bicarbonate de soude, et de ce contact résultent du bicarbonate de fer et du sulfate de soude. Il n'est pas jusqu'aux rares effluves d'hydrogène sulfuré dont la présence ne soit facile à expliquer en se rappelant qu'il existe des matières organiques dans les couches perforées par la sonde ; on comprend leur influence sur les sulfates et la transformation de ces derniers en sulfures décomposés à leur tour par l'acide carbonique exhalé des énormes profondeurs où circule la nappe artésienne. De là les bulles de gaz fétide saisies par l'odorat sur les points d'émergence.

Le manganèse, l'arsenic sont des satellites ou des familiers du fer. Leur apparition dans l'eau minérale n'a rien que de très naturel et très normal.

Classification. — D'après ce qui précède, on voit que l'étude de l'eau artésienne appartient, avant tout, à la chimie, qui en a fait connaître la nature, la composition et par suite les applications médicales. Son examen se rattache aussi à la géologie par la détermination des terrains d'où elle émerge. Malheureusement, jusqu'à ce jour, on s'est beaucoup plus occupé de l'influence thérapeutique des eaux minérales et, par suite, de leur nature que de leur position géognostique et de leur classification minéralogique. La discussion de ce sujet est, du reste, entourée de difficultés, attendu que les eaux viennent souvent d'une zone très éloignée de celle qui leur donne issue, et l'on conçoit que plus leur point de sortie s'éloigne des terrains regardés comme les plus inférieurs de la croûte du globe, plus il devient difficile de déterminer leur origine. En faisant cependant attention aux différences assez tranchées de température et de principes, que présentent les eaux minérales des divers terrains, on peut reconnaître que celles des formations supérieures ne viennent pas d'une grande profondeur et n'ont pas traversé la série des couches qui se sont succédé depuis le granite.

D'après ces réflexions, on établira facilement l'origine de l'eau artésienne. Elle n'appartient pas aux eaux minérales des terrains primitifs, à thermalité souvent très élevée, et qui contiennent parmi leurs principes dominants, l'hydrogène sulfuré, l'acide carbonique, le carbonate de soude, les sulfures, les silicates alcalins. Elle nous paraît originaire des terrains de sédiments inférieurs, et se rapproche, par quelques-unes de ses propriétés, des eaux de Bourbonne-les-Bains, Baden, Miers, Karlsbad. Notre manière de voir est confirmée par ces faits que les eaux minérales des terrains de sédiment inférieur sont thermales. Les gaz acide carbonique, hydrogène sulfuré, y sont plus rares, moins abondants que dans celles des terrains primitifs ; les sels dominants sont, comme dans l'eau de Rochefort, les composés sodiques à l'exception du carbonate. Le sulfate de chaux apparaît dans toutes, la silice ne se montre qu'en faible proportion.

L'eau de Rochefort appartient donc à la classe des eaux fournies par les terrains de sédiment inférieur ; nous la classons à la fois parmi les salines et les ferrugineuses, tenant d'un côté à la série des sulfatées et de l'autre à celle des ferrugineuses. Ses principes actifs sont en effet : 1º les sulfates de soude, de chaux, de magnésie, et le chlorure de sodium ayant pour satellites le bromure et l'iodure de sodium ; 2º le bicarbonate de fer, accompagné de ses annexes : le manganèse, le cuivre et l'arsenic. L'eau thermo-minérale de Rochefort se place parmi les eaux salines chloro-sulfatées-ferrugineuses. Elle figure avec distinction dans le groupe au milieu duquel apparaissent, avec des différences plus ou moins accentuées de composition, les eaux d'Aix (Bouches-du-Rhône), Balaruc (Hérault), Bagnères-de-Bigore (Hautes-Pyrénées), Bagnoles (Orne), Bourbonne-les-Bains (Haute-Marne), Luxeuil (Haute-Saône), Niederbronn (Bas-Rhin), Baden (Suisse), Baden (Bade), Bath (Angleterre). Ces eaux sont originaires, comme l'eau artésienne, des terrains de sédiment inférieur. L'eau minérale de Miers (Lot), comparée à cette dernière, s'en éloigne par l'absence de produits importants au point de vue chimique comme au point de vue médical ; tels sont : le bicarbonate de fer, l'arsenic, l'iodure et le bromure de sodium. La présence de l'élément ferrugineux en forte proportion ne permet pas d'établir un rapprochement intime entre l'eau de Rochefort et celle de Saint-Gervais (Savoie). Quant à celle de Karlsbad, elle s'en éloigne par une température plus élevée dans la plupart des sources et sa richesse en acide carbonique et en carbonate de soude.

Stabilité dans le débit et la composition. — Tout permet d'espérer que la composition de l'eau artésienne n'éprouvera que de faibles modifications avec le temps. Les légères variations observées depuis deux ans ne nous empêchent pas d'assigner à l'eau de Rochefort, la stabilité que l'on remarque dans les autres eaux minérales. Chose curieuse à signaler, les plus renommées de nos jours, en Italie, en France et dans d'autres pays, étaient connues des Romains, il y a dix-huit siècles et plus ; elles possédaient, à cette époque si éloignée de nous, les mêmes propriétés physiques et, par induction, la même composition qu'aujourd'hui. Cette persistance n'est cependant pas absolue ; personne ne pourrait affirmer que les phénomènes physiologiques déterminés par les changements de saison, des oscillations du sol, ne puissent modifier le débit et la nature de notre eau minérale. Le voisinage de la mer ne paraît pas devoir exercer une action sensible sur la composition, quoique des expériences, faites avec le plus grand soin par la direction des travaux hydrauliques, aient démontré que la hauteur à laquelle le liquide arrive dans le tube d'ascension varie avec le mouvement des marées. Ce fait, du reste, n'est pas nouveau : on cite dans le département des Deux-Sèvres, à 100 kilomètres de la mer, une source soumise aux influences du flux et du reflux de l'Océan. M. Rivière dit avoir observé en Vendée, dans les environs du Givre, une source salée qui présente les mouvements périodiques de la mer. Dans d'autres localités, les oscillations de l'Océan se traduisent en sens inverse sur l'écoulement des sources; cet effet est dû à la pression qu'elles éprouvent de la part de l'air atmosphérique refoulé dans les cavités souterraines par les eaux de la mer.

Le débit de l'eau artésienne n'a pas varié sensiblement depuis plusieurs années; il est possible qu'à la longue, il présente une légère diminution déterminée par le rétrécissement des fissures d'où la nappe s'exprime. Il sera toujours facile de remédier à cet inconvénient, soit en donnant un nouveau coup de sonde, soit en ayant recours, durant quelque temps, à la forte aspiration déterminée par une pompe.

Sans nous occuper de l'influence du tubage sur la quantité d'eau écoulée, nous pensons qu'il serait convenable de garnir de tubes tout l'intérieur du puits, depuis l'ouverture jusqu'à la base. Ce tubage complet mettrait le débit de l'eau minérale à l'abri des oscillations du sol et des éboulements. Il exercerait peut-être une heureuse influence sur sa qualité. Qui pourrait prouver que les sels calcaires, parmi lesquels figure, en première ligne, le sulfate de chaux, ne sont pas entraînés et dissous par le contact direct, immédiat, de l'eau avec des terrains dans lesquels domine l'élément chaux? Cette dissolution serait facilitée dans les profondeurs d'où s'échappe la nappe par la prodigieuse pression qu'elle supporte.

Notre opinion n'a rien de hasardé; elle est confirmée par les observations de plusieurs ingénieurs et, entre autres, de M. Francœur. Ce savant fait observer que, dans l'Artois, les ouvriers n'enfoncent pas toujours les tuyaux de bois ou buses dans les calcaires qui se trouvent au-dessous des sables. L'oubli de cette précaution nuit souvent à la qualité des eaux jaillissantes, car le contact avec le calcaire leur communique des défauts qu'elles n'auraient pas eues si l'on avait été moins économe des tuyaux. En somme, pour assurer, augmenter peut-être le débit de l'eau artésienne, solliciter d'heureuses modifications dans sa nature et par suite dans ses propriétés médicinales, nous demandons le couronnement de l'édifice, c'est-à-dire le tubage du puits artésien. Les tubes devraient être en tôle forte bitumée ou étamée à l'étain fin. Nous repoussons l'emploi du cuivre, qui cède toujours, ainsi que nous l'avons démontré, des proportions appréciables de métal au frottement ou au contact prolongé de l'eau.

Propriétés thérapeutiques. — De nombreuses et intéressantes observations ont été faites sur les propriétés de l'eau artésienne par M. Quesnel, directeur du service de santé, par MM. Drouet, Maisonneuve, médecins en chef, et par MM. Duplouy et Barthélemy-Benoît, médecins professeurs. M. Quesnel rappelle que l'on constate dans l'eau artésienne : 1° une haute température ; 2° une réaction alcaline sensible ; 3° un chiffre très élevé de principes salins. Ce sont là des qualités recherchées dans l'hydrologie médicale. Elles laissent prévoir tout d'abord une action énergique et un champ thérapeutique d'une grande étendue. La faible proportion de gaz qu'elle renferme la rend lourde à l'estomac. La quantité considérable de sulfate de chaux qui s'y trouve contribue puissamment à cet effet. Cependant, elle se digère le plus souvent sans difficulté à la dose de deux à trois verres ingérés en une heure et, malgré sa saveur, à la fois amère et atramentaire, elle ne détermine ni vomissements ni même de nausées. Elle excite fortement l'appétit ; cette propriété apéritive, dit M. Quesnel, est certaine et elle est susceptible des applications les plus utiles. A doses plus élevées, elle purge doucement, sans vives douleurs, et donne des évacuations bilieuses. Comme effet constitutif, on constate : 1° une action diurétique très notable, commune d'ailleurs à toutes les sources salines ; 2° après un usage continué quelque temps, une augmentation des forces, une circulation plus active.

Les bains artésiens produisent une excitation réelle. La chaleur de la peau s'élève, le pouls augmente de force et de fréquence, enfin il existe un sentiment de vigueur générale en même temps que de la souplesse dans les articulations. Quelquefois il se manifeste un léger embarras dans la tête, un peu de céphalalgie. Ces effets excitants bien constatés font pressentir que l'eau minérale doit être exclue du traitement des maladies aiguës, de toutes les inflammations récentes ou susceptibles de se réveiller, des maladies dites organiques. Elle s'adresse, au contraire, à la chronicité, à l'anémie.

A la suite de ses savantes observations, M. le directeur Quesnel reconnaît que les résultats les plus heureux de l'administration de l'eau artésienne ont été obtenus : 1° dans l'anémie et la chlorose ; 2° dans la débilité, suite de fièvres intermittentes ; 3° dans les engorgements du foie ; 4° dans la veinosité abdominale ; 5° dans les dyspepsies ; 6° dans les rhumatismes, névralgies chroniques ; 7° dans certaines diarrhées chroniques, peut-être dans quelques cas de dyssenterie coloniale ; 8° chez les convalescents de fièvres graves, typhoïdes, exanthématiques, d'inflammations aiguës, mais éteintes, pneumonies, pleurésies, rhumatismes articulaires et qui avaient nécessité l'emploi des saignées générales ou locales, chez les hommes, qui, au retour des colonies, présentaient les caractères de cette cachexie intertropicale dans laquelle l'anémie joue un si grand rôle. « Dans tous les cas, dit M. Quesnel, j'ai vu l'activité morale et physique revenir rapidement, et je ne saurais trop insister sur les services que m'a rendus cette médication. » MM. Maisonneuve, Barthélemy-Benoît se louent également beaucoup de l'emploi de notre eau minérale.

M. Drouet, médecin en chef, professeur de clinique chirurgicale, a fait un fréquent usage de l'eau artésienne. Ce praticien affirme que les ulcères atoniques des jambes, simples ou compliqués de callosités et même de varices, ont toujours été avantageusement modifiés par l'emploi de cette eau. Après quelques jours de repos au lit, pour calmer l'inflammation et déterger la surface de l'ulcère par des topiques émollients, les malades étaient envoyés à la piscine, une ou deux fois par jour, suivant le degré d'excitation à obtenir. Bientôt des bourgeons charnus de bonne nature, granuleux, vermeils, apparaissaient sur les ulcères, même quand le fond en était auparavant grisâtre, dur, calleux.

La cicatrisation, si difficile à obtenir dans ces solutions de continuité, a paru marcher plus vite que par tout autre moyen de traitement.

M. Drouet affirme que l'œdème passif qui se manifeste constamment après la fracture des membres, qu'il soit ou non compliqué de cyanose et de purpura et qui retient plusieurs mois les malades dans les hôpitaux après la consolidation des fractures, a toujours été traité avec un succès marqué par les bains et les douches d'eau de Rochefort dirigées sur le membre blessé.

Les engorgements articulaires, qu'ils soient le résultat d'arthrite spontanée ou traumatique, d'entorses ou de luxations, ont souvent disparu sous l'influence de bains d'eau artésienne, après que les douleurs et les accidents inflammatoires avaient été apaisés par les moyens appropriés.

Les hydarthroses indolentes, les rigidités articulaires et tendineuses, résultant de l'immobilité prolongée des membres à la suite des fractures et des luxations, des tumeurs blanches, se sont dissipées plus promptement et plus complétement par les bains et les douches d'eau de Rochefort que par les autres moyens habituellement usités dans nos hôpitaux.

Enfin, M. Drouet dit avoir obtenu les meilleurs résultats de l'emploi des bains et des douches d'eau artésienne chez les sujets atteints d'adénopathie cervicale, et sur tous ceux qui avaient été débilités par un long séjour au lit ou par d'abondantes suppurations (abcès froids, phlegmons diffus), ou par des traitements anti-syphilitiques prolongés. Sous l'influence de l'action excitante de l'eau thermo-minérale, l'appétit devenait plus vif, les chairs plus fermes, la peau plus colorée, et la contraction musculaire plus énergique.

L'eau artésienne est employée en boisson, en bain, en douches, lotions, gargarismes; on pourrait encore l'utiliser en inhalations. On la prend en boisson, à la source même, attendu qu'elle perd après quelque temps d'exposition à l'air la plus grande partie du fer qu'elle tient en dissolution. On pourrait cependant, d'après ce que j'ai dit plus haut, la conserver facilement, en la chargeant d'acide carbonique par les procédés ordinaires, ou en la saturant de gaz dans les appareils Briet ou Fèvre, employés dans nos maisons. Les bains se prennent dans les baignoires ou les piscines. La température la plus favorable de l'eau est de 34°. Les bains de piscine sont plus actifs et plus avantageux que ceux de baignoire. Le malade peut y faire de l'exercice, et la chaleur s'y maintient d'une manière presque invariable durant plus d'une demi-heure. Après un bain, dont la durée avait été de trois quarts d'heure, nous n'avons trouvé qu'une différence d'un degré sur la température primitive.

Usages varies de l'eau artésienne. — Ce n'est pas seulement à l'usage curatif que l'eau de Rochefort peut être employée. Au dire de M. le directeur Maher, elle pourrait être utilisée en bains par la population de la ville qui y trouverait des conditions de propreté et de tonicité réclamées par le climat débilitant du 4e arrondissement maritime; pour les troupes de la guerre et de la marine, pour les marins de la flotte et les ouvriers de l'Arsenal, ces bains, permis sur une large échelle et par bordées, constitueraient une médecine prophylactique très puissante. L'expérience a sanctionné cette manière de voir, car les soldats de l'infanterie de marine et ceux du 6e de ligne ont pris avec succès, en 1871, des bains d'eau artésienne dans les fossés de l'Hôpital. « A tous ces titres, écrivait M. Maher, la question d'un établissement thermal complet mériterait un sérieux examen. En choisissant pour cette installation un des terrains les plus déclives de l'Hôpital, il y aurait des chances d'augmenter le débit de l'eau minérale, et la population civile pourrait profiter des bienfaits de cette eau. Le prix des bains et des douches délivrés aux personnes étrangères au service de la marine payerait, et au delà, les intérêts des sommes consacrées par l'État à la construction des thermes de Rochefort. On pourrait encore faire une concession d'eau à la ville pour fonder, à ses frais, un établissement balnéaire dans le voisinage de l'Hôpital de la marine. »

Aujourd'hui, le service médical du 4e arrondissement maritime dispose, pour le traitement des malades, d'un grand nombre de baignoires, d'un système de douches et de deux piscines alimentées par l'eau artésienne.

L'eau minérale, après avoir servi aux applications médicales, pourrait être utilisée pour les irrigations de la ville. N'aurait-on pas à craindre dans ce cas, la décomposition des sulfates de soude et de chaux et leur transformation en sulfure, comme cela a lieu pour les eaux de la mer qui croupissent en présence des matières organiques, et dégagent de l'hydrogène sulfuré sous l'influence de l'acide carbonique de l'air. On sait que la science possède un grand nombre d'exemples de cette réaction ; c'est à sa faveur que se forment les eaux sulfureuses d'Enghien et d'autres localités. Plusieurs observations me portent à penser que cette décomposition chimique n'est pas à redouter; en effet, l'eau artésienne conduite dans les fossés de l'Hôpital, où elle séjourne un temps assez long, ne répand pas d'odeur désagréable. Nous en dirons autant de celle qui s'écoule à l'ouest de l'établissement, et parvient dans les ruisseaux des allées Chevalier. La présence du fer dans l'eau artésienne pourrait être la cause de cette dissimulation en désaccord avec les données scientifiques. L'oxyde de fer aurait pour mission de saturer l'hydrogène sulfuré provenant de la décomposition des sulfates. Cette saturation me paraît cependant avoir une limite, car la laque ferrugineuse recueillie dans la piscine, conservée humide ou pâteuse durant quelques jours, exhale bientôt l'odeur fétide du gaz sulfhydrique. D'après ces faits, une expérience préalable, faite sur une grande échelle, serait nécessaire pour sanctionner l'emploi de l'eau minérale en irrigations.

Nous avons étudié rapidement l'influence de l'eau artésienne sur la végétation. Ses effets ont été comparés à ceux d'une eau de source renfermant 0g,10 de chlorures et mesurant 33 degrés à l'hydrotimètre. La germination de certaines plantes vivant dans les terrains imprégnés d'une assez forte proportion de matières salines n'a pas été sensiblement modifiée par les irrigations d'eau minérale. Nous pouvons citer parmi ces végétaux, l'orge, le cochléaria. Il n'en a pas été de même pour d'autres, tels que le pois, la laitue, dont la germination s'est effectuée avec moins de rapidité et de force dans les terres arrosées d'eau saline que dans celles pénétrées d'eau de source. Ces plantes étaient moins vigoureuses et moins nombreuses. Nos expériences n'ont pu être faites d'une manière irréprochable que sur des terres lavées préalablement à l'eau saline et privées de l'eau ordinaire qui les pénétrait. Sans cette précaution, l'eau artésienne diluée n'accentuait plus ses effets.

Nous avons semé, le 23 avril 1869, des pois dans de la terre humectée d'eau minérale. Aucune graine n'a germé le 2 mai ; deux lèvent le 4 ; trois autres se montrent plus tard ; en somme, cinq pois germent sur trente-cinq mis en terre.

Les plantes développées atteignent, le 25 mai, 10 à 20 centimètres de hauteur ; le 12 juin, toutes sont mortes ou desséchées. La même expérience est faite sur trente-cinq pois placés dans de la terre arrosée d'eau de source. Dix-sept germent et grandissent du 2 au 15 mai ; leurs tiges ont, le 25, de 20 à 40 centimètres de longueur ; le 12 juin, les rameaux forts et vigoureux sont couverts de boutons. Ces faits sont concluants, ils démontrent que l'eau artésienne ne convient pas à toutes les plantes ; leur tempérament ne peut s'accommoder des principes salins qu'elle tient en dissolution.

L'analyse de plusieurs laitues, arrosées les unes avec l'eau minérale, les autres avec l'eau de source, m'a donné les résultats suivants :

	Laitues arrosées avec de l'eau de source marquant 33° à l'hydrotimètre et contenant 0gr,10centig. de chlorures.	Laitues arrosées avec de l'eau artésienne.
Humidité.	949.160 millig.	929.500 millig.
Matières organiques. . .	4. 940	6. 250
Chlorures alcalins. . . .	0. 475	0. 566
Sulfates.	0. 209 dont 0g, [illegible] de sulfate de chaux	0. 381 dont 0g, 072 de sulfate de chaux
Carbonate de chaux, silice, traces de fer	0. 202	0. 293
Perte.	0. 014	0. 010
	100 gr.	100 gr.

L'inspection de ce tableau démontre que les plantes arrosées avec l'eau artésienne absorbent et condensent dans leurs cellules la plupart des produits qu'elle tient en dissolution. Parmi eux figurent en première ligne les sulfates et les chlorures. Il n'en pouvait être autrement puisque ces sels donnent à l'eau minérale de Rochefort sa physionomie caractéristique.

La terre arrosée d'eau artésienne pendant quelque temps, se couvre bientôt à sa surface d'une efflorescence blanchâtre, cristalline, aux reflets satinés. Cette cristallisation peut être observée, non-seulement sur les bords des fossés de l'Hôpital, autour du ruisseau des allées Chevalier, mais encore sur les parois externes du tube dans lequel l'eau s'élance au sortir du sol.

J'ai analysé la poussière ou concrétion blanchâtre déposée sur la surface du tube d'ascension. Cette efflorescence contenait les produits suivants:

Eau.	20,172
Sulfate de soude.	36, 843
Sulfate et carbonate de chaux.	20, 953
Chlorure de sodium	11, 751
Sulfate et carbonate de magnesie.	8, 129
Oxyde de fer, silice, matières organiques. . .	2, 139
Perte.	0, 011
	100,00

En dehors des applications médicales auxquelles se prête si heureusement l'eau minérale de Rochefort, on peut se demander s'il ne serait pas possible d'utiliser sa température pour le chauffage de certains locaux, d'étuves, etc.

Ses usages ne se borneront pas là. Des procédés simples, expéditifs, livreront infailliblement, un jour, à la médecine et au commerce plusieurs sels qu'elle tient en dissolution, tels que les sulfates de soude et de magnésie.

Nous avons remarqué que l'eau, au sortir des tubes d'émergence, des piscines et des baignoires, filtrée et concentrée à 21° du pèse-sels (1,042 au densimètre) abandonne, par le refroidissement, des prismes transparents, limpides, à sommets dièdres de sulfate de soude mêlés à une faible proportion de sulfate de magnésie, de sulfate de chaux et de chlorure de sodium. Les eaux mères concentrées fournissent une nouvelle cristallisation de sulfate de soude associé à du sulfate de magnésie. Une troisième évaporation laisse déposer des cubes d'un blanc mat de chlorure de sodium ; enfin, les derniers liquides, faiblement alcalins et marquant 1,1425 au densimètre, traités par le carbonate de soude, donnent du carbonate de magnésie.

J'ai encore observé que, pendant l'évaporation de l'eau artésienne à 21°, il se dépose des cristaux abondants, lamelleux, espèce de schlot, composés de sulfates de soude, de chaux et de magnésie, d'où l'on peut retirer, par simple dissolution, de nouvelles quantités de sulfate de soude et de sulfate de magnésie.

D'après ce rapide aperçu, on comprend la portée de l'exploitation à laquelle pourrait donner lieu l'eau minérale de Rochefort. Concentrée sur des bâtiments de graduation, comme cela se fait pour quelques eaux salées de l'Allemagne, elle serait ensuite amenée à 21° ou 22° du pèse-sels, en la distribuant soit dans des bassines chauffées à feu nu, soit dans des réservoirs parcourus par des tubes remplis d'eau artésienne à sa température initiale. Cette opération très simple et peu coûteuse permettrait d'en isoler les sulfates de soude et de magnésie. Un tonneau d'eau contenant au moins 2500 grammes de sulfate de soude et 460 grammes de sulfate de magnésie, deux cents tonneaux d'eau artésienne, chiffre au-dessous du débit journalier, livreraient, en moyenne, 500 kilos de sulfate de soude et près de 100 kilos de sulfate de magnésie en vingt-quatre heures. Les eaux mères provenant de ces concentrations, riches en iodure et en bromure, pourraient être employées avec succès en boissons et en bains contre les affections scrofuleuses, syphilitiques anciennes, etc.

Le prix du sulfate de soude et du sulfate de magnésie dans les marchés de la marine s'élevant, pour le premier, à 0 fr. 15 cent. et, pour le second, à 0 fr. 30 cent., on saisit l'importance d'une exploitation faite avec suite et intelligence, puisque, en dehors des nombreuses applications balnéaires auxquelles l'eau artésienne donnera lieu, l'industrie pourrait encore isoler de ce précieux liquide des sels usités dans les arts, la médecine, et dont la valeur atteindrait annuellement plus de 35,000 francs.

(Extrait des *Archives de médecine navale*, t. XVI. Novembre-Décembre 1871.)

www.ingramcontent.com/pod-product-compliance
Ingram Content Group UK Ltd.
Pitfield, Milton Keynes, MK11 3LW, UK
UKHW020935180726
13838UKWH00002B/969